減脂健身，
居家訓練計畫**50**組

zum Abnehmen:
effektiv Gewicht verlieren –
...rhaft schlanke Figur

50種課表╳**60**個動作，
無氧╳有氧, 徒手重訓╳間歇訓練, 瑜伽╳彼拉提斯,
快速燃脂・瘦身・減重・打造最佳體態

卡特琳娜·布林克曼　**著**
Katharina Brinkmann

游絨絨　**譯**

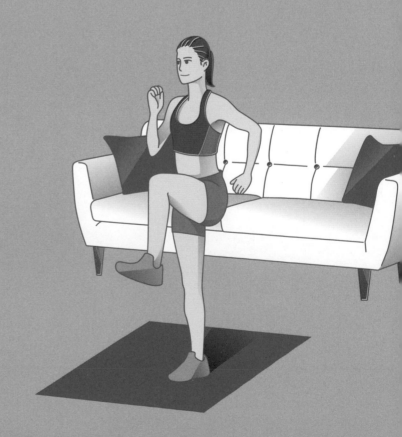

CONTENT 目錄

減重
最佳訓練計畫

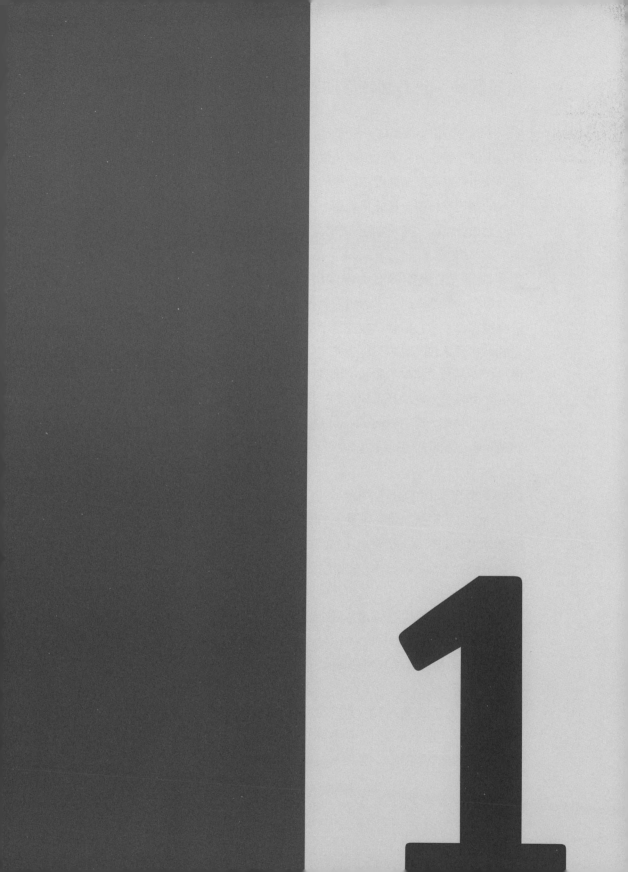

重量訓練、耐力訓練與間歇訓練以達到長期成效

　　不論你是新手或是健身愛好者，這 50 組健身訓練都可以滿足你的需求，打造出最佳體態。有效的訓練可以針對身體部位進行雕塑，密集且強烈的間歇訓練可以提高燃脂速度。最棒的是，你可以省下去健身房的時間。首先，訓練的基礎是藉由自身體重練習，而搭配簡單且適合居家空間的器材可以讓訓練更加多樣化。接下來將向你概述各項訓練的特點和架構。

重量訓練：打造明顯肌肉線條與緊實有致身材

　　現在大家都知道，單靠耐力訓練無法達到完美體態。短時間高強度的間歇訓練可以促進心血管系統運作，取代了長時間中強度的耐力訓練。關於重量訓練會透過提高肌肉量增加體重的想法也已經是舊觀念；相反的，重量訓練是成功甩掉卡路里的關鍵，訓練肌肉有助於身體長時間消耗能量。除了大腦，肌肉也是人體中相當耗能的一部分。擁有越多肌肉，在運動時與運動後所謂的「後燃效應」（After-burn Effect）中，就會消耗更多卡路里。此外，當腹部、腿部和臀部的肌肉明顯可見時，會讓身材看起來更加性感結實。

LIIT：輕鬆入門的間歇訓練

　　LIIT 為「低強度間歇訓練」（Low Intensity Interval Training）的英文簡寫，是一項休息時間較長，相對溫和的間歇訓練，非常適合剛入門的新手。它不會讓你很快就感到氣喘吁吁，能讓你慢慢適應更激烈的 HIIT，並保持動力。

HIIT：快速燃脂的高強度間歇訓練

　　高強度間歇訓練（High Intensity Interval Training）是成功塑造好身材的關鍵。20 到 30 分鐘快速激烈的訓練，可以刺激新陳代謝，提高卡路里的消耗。

快速燃脂運動：短時間、強烈的耐力訓練

　　快速，不過十分有效！快速燃脂運動的重點在於耐力，可以做多樣化的組合，你也能提高訓練的強度。這項訓練所需的時間不多，你絕對有時間練

習。只要做 10 分鐘，你便會感到精力充沛，身體啟動後燃效應。這項短時間訓練也可以結合時間較短的重量耐力訓練，再次提升你的耐力，加速燃脂。

強力瑜伽和皮拉提斯：提升力量和柔軟度

瑜伽和皮拉提斯一直以來都是健身房中受歡迎的課程。皮拉提斯是一項有效的強化訓練，著重於鍛鍊核心肌群，可以有效強化腹部、背部和軀幹的肌肉；瑜伽不再被單單視為靈活度訓練。將兩者結合可以達到驚人效果。這些練習同時挑戰並促進靈活度、穩定度以及力量。皮拉提斯和瑜伽可以雕塑體態，提升力量並增進柔軟度。

透過飲食為訓練效果加分

除了訓練之外，想要得到最佳的減重效果還要掌握一個未知數：你的飲食。健康的飲食相當重要，能讓訓練成效更加明顯。首先：沒有所謂終極、唯一正確的飲食！每個人的體質不同，身體的反應與耐受程度也會不一樣。這並非本書的重點，不過當你拿起這本書時，肯定有自己所追求的減重目標。因此，請記住：成功減重需要你的訓練、飲食，還有生活方式共同配合。所以，請留意自己的飲食，平時多做運動！

訓練架構

不論你是初學者或是有經驗的運動員，都可以直接從第 2 章簡單且結構清晰的練習開始訓練。根據你的時間預算、目標設定和健身程度，選擇一個合適的課表。難度分為三個級別（在訓練名稱旁邊的圓圈中標有數字，1 ＝初階，2 ＝中階，3 ＝高階），你可以逐步提高級別。

兩種訓練形式：重量訓練與間歇訓練

重量訓練：訓練課表 1 至 27 是常見的組數訓練，重點是鍛鍊你的肌肉。即使不是在訓練的情況下，擁有更多肌肉就會消耗能量，讓減重更加容易。額外的好處是：肌肉會讓你擁有結實的體態，完美的線條。

間歇訓練：高強度間歇訓練、低強度間歇訓練和快速燃脂運動都屬於間歇型運動，與典型的循環訓練一樣，做完一項練習後就直接做下一項。課表中通常有 6 到 8 項的練習，每項練習之間的休息時間為 15 到 30 秒。完成課表中的所有練習後，再回到練習 1 從頭開始。訓練課表中註明了要完成的回合數。

次數、時間、休息、組數和強度

好的訓練需要有好的架構。因此，本書的 50 組課表都按此原則構成，好讓你對所有動作和練習步驟一目瞭然。

次數與時間

這兩個數值與練習的範圍有關，時間告訴你要練習多久，次數則是身體左右兩側各要重複幾次動作。在做需要計算重複次數的練習時，請照課表上給定的數字完成練習，這個數字代表身體左右兩側各要做的次數。例如，弓步蹲的指定次數為 10 次，這適用於每一側，也就是右腿做 10 次，左腿做 10 次。而左右交替進行的練習，例如：仰臥位的擺腿，重複的總數適用於兩側，因為一次重複已經包括向右和向左的運動。這個規則同樣適用於以時間單位計算的練習，尤其是在耐力練習和靜態保持練習時，例如：棒式或側棒式，練習的持續時間以秒為單位表示。

休息

休息（以秒計）是練習後的短暫間隔時間。在循環訓練時，是指下一項練習開始前的休息時間。在接連重複多次的組數訓練時，是指每組之間的恢復時間。在間歇訓練時，則是在下一項練習之前的休息時間。

組數

在組數上，組數訓練和間歇訓練之間有明顯的不同。在著重肌力的組數訓練中，你需要連續做多次練習，給定的練習重複次數稱為一組。舉例來

說，課表上有 15 個深蹲，結束 15 次深蹲後，你就完成了一組。接著按照給定的秒數休息，然後繼續第二組甚至第三組相同的練習。在間歇訓練中，類似於循環訓練，一項練習做完一遍後稍作休息，再做下一項練習。當所有的練習都做過一遍後，就是一回，因此用回合數表示。

強度

練習都根據強度進行分類，不論你是健身初學者或是躍躍欲試的運動員，都可以立即找到適合自己程度的運動。強度 1 適合初學者；強度 2 主要是針對有健身經驗者；強度 3 是最高的級別，適合進階與專業訓練者。

輔助器材

本書的運動都適合在家輕鬆練習，而無需購買大量運動器材。以下為容易在家中找到的訓練器材：

- **瑜伽滾筒**：瑜伽滾筒是一項完美的全方位運動輔助器材，它可以做為重量訓練中不穩定的底座，並在訓練後發揮它的實際用途，讓你再次放鬆肌肉和筋膜。若沒有瑜伽滾筒，你可以使用其他方式增加高度，例如：台階或穩固的箱子，做強化練習。
- **毛巾**：毛巾適合用來做弓步變化式。在做弓步時，將毛巾放在一隻腳下，它可以在地板上側向或向後滑動。
- **跳繩**：跳繩可以刺激心血管系統，消耗卡路里。請使用一般的跳繩。
- **家具**：家具也能做為訓練的輔助工具，例如：桌子、穩固的箱子或盒子、沙發。你也可以在某些練習中利用牆壁做練習。

訓練計畫的要素

- **規律顯成效**：照著書中的課表練習，讓訓練成為你的日常並且不可或缺。訓練的時間為 15 到 45 分鐘不等，請根據自己的時間預算做訓練。建議的訓練節奏為每周定期兩到三次，並在每次訓練之間安排兩天的休息日，因

為休息恢復也是訓練的一環。如果你想要更頻繁地訓練，可以試試看拆分訓練，意思是在每次訓練中特別加強身體的特定部位。在第 2 章中有個別針對腿部、腹部或臀部的課表。你可以每天做針對不同部位的課表，並連續多天訓練。

- **練習時注意姿勢**：一方面避免不良姿勢和過度勞累；另一方面，除了針對訓練較大的肌群外，還可以訓練到負責穩定的小肌肉。
- **結合練習**：根據你的時間預算，將練習結合起來。書中有針對身體不同部位的短時間激烈練習，它們可以與快速燃脂運動或瑜伽和皮拉提斯完美結合。

熱身，為訓練做好準備

好的訓練始於積極的熱身，熱身會使你的體溫升高，並開始消耗卡路里。為避免枯燥，以下有兩組熱身操供你選擇。這兩組熱身操可以活動到所有跟運動相關的關節，並活化肌肉和其他組織，為你的肌腱、韌帶、關節和肌肉做好最佳準備。如果家中有橢圓訓練機、固定自行車或跑步機，你可以使用這些設備 5 到 10 分鐘，達到熱身效果。請每項熱身運動做 30 到 60 秒。

熱身操 1

原地高抬腿

採站姿，雙腳與髖部同寬。手放在身體兩側，手肘彎起。盡可能向前高高抬起左腳膝蓋，同時將右手臂向前彎曲，用肘部碰觸膝蓋。上半身保持直立，右腿伸直。放下抬起的左腳，換右腳膝蓋和左手臂重複動作，並繼續快速左右交替。

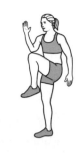

弓步轉體

1. 做一個大弓步。左腳向前跨，放在雙手之間，右腿向後伸展並抬起腳後跟，膝蓋離地。挺直背部，注意不要聳肩。
2. 將右手放在右肩下方。上半身轉向左側，左臂向上伸展。視線往上看向左手。接著換邊重複動作。

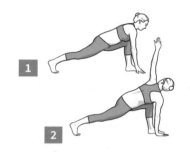

動態側蹲

1. 雙腳向兩側跨開，腳掌平行，雙手叉腰。彎曲一隻腳的膝蓋，並把身體的重心轉移到彎曲的膝蓋上，另一腳伸直。
2. 左右膝蓋交替彎曲。彎曲時要停留幾秒鐘。視線看向前方。

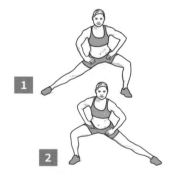

肩部畫圈

1. 採站姿，放鬆肩膀。手臂自然垂放。
2. 肩膀以最大的活動範圍由前向後慢慢地轉動。

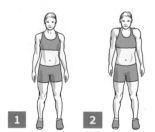

熱身操 2

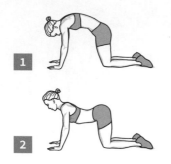

四足跪姿脊椎放鬆術

1. 呈四足跪姿，雙手放在肩膀下方，膝蓋在髖關節下方，腳背貼地。腹部內縮，將骨盆稍微往前推，同時下巴朝胸部內縮，讓脊椎彎起，呈圓背狀。雙手出力撐地。
2. 接著讓腹部自然下沉，背跟著往下彎，把髖部往上推。動作時胸骨往前推，頭往上抬，視線看向前方。緩慢流暢地交替彎曲和伸展脊椎。

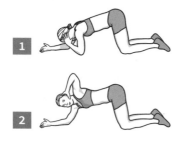

胸椎肩膀放鬆術

1. 呈四足跪姿，前臂著地。手肘放在肩膀正下方，髖關節微微往前越過膝蓋，單手抱頭，手肘離開地面。
2. 上半身朝抱頭那一側旋轉，然後轉回來。視線要隨著手肘移動。換邊重複動作。

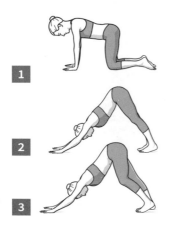

下犬式行走

1. 呈四足跪姿。雙手放在肩膀正下方，打開你的膝蓋與髖部同寬。伸展脊椎，保持穩定。低頭看著墊子。腳背碰地，腳趾朝後。
2. 膝蓋離開地面，將髖部向後向上推，使上半身和腿部呈現倒 V 字。伸展背部，將胸骨向後推向膝蓋。放鬆頸部。
3. 現在交替彎曲左右腳膝蓋並主動伸展。動作保持輕巧靈活。感受腿後部的伸展。

單腿支撐平衡

1. 採站姿，雙腳與髖部同寬。將重量分散到整個腳底。脊椎打直，向上前方挺起胸骨，肩胛骨輕輕地向後移動。
2. 將重心轉移到左腿上，右腿向後上方直直抬高。挺直的上半身從髖部向前傾斜。右腿和上半身平行於地板，形成一直線。右臂向前伸展。左手可以支撐在左大腿上。兩側髖骨平行於地面。

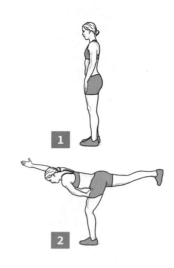

伸展，為訓練劃下完美句點

伸展可以使你的身體從訓練中再生和修復。在恢復階段，身體能重新獲得能量，為下一次訓練做好準備。訓練後身體感到疲憊和虛弱是很正常的。以下有兩組練習供你選擇，好讓你的身體在訓練後獲得放鬆。這兩組各四項的練習設計皆可讓你有效地伸展整個身體。

伸展的原則：姿勢保持至少 30 秒。在做單側練習時，每邊保持 30 秒。確保在練習時呼吸平穩順暢，好讓你的神經系統逐漸平復下來。

伸展練習 1

伸展胸部肌肉

1. 採站姿，雙腳與髖部同寬。雙手在背後十指緊扣，手背朝地。看向前方。
2. 雙臂伸直，慢慢地向後上方舉起緊握的雙手。肩膀向後下方打開，胸骨跟著一起朝上挺起，你會感受到胸部肌肉和前肩部位微微拉緊。

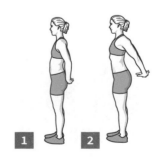

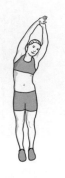

伸展背部肌肉

採站姿。雙臂向上伸展。左手抓住右手手腕，上半身向左側傾。骨盆不移動。左手輕輕地向左上方拉動，使右手向上延伸。再換邊重複動作。

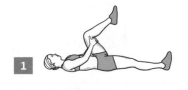

臥姿伸展腿後肌

1. 從仰臥位開始。將右腿伸直放在地板上，左腿朝上半身彎曲。
2. 左腿向上伸展，將腳後跟朝上推向天花板。

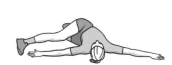

伸展核心肌群、髖部和腿部肌肉

從仰臥位開始。左腿伸直平放，抬起右腿並將其放在左側，髖部隨之轉動，右腿盡力向左側伸展。同時，上半身向右轉動，雙邊肩胛骨貼平地面。在另一側重複動作。

伸展練習 2

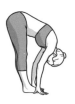

伸展大腿後側

採站姿，雙腳與髖部同寬。脊椎打直，上半身從髖部向前彎。保持雙腿伸直，感受腿後部的拉伸。用指尖碰觸地板，頸部放鬆。

伸展髖部肌肉

1. 呈半跪姿。右腳膝蓋彎曲呈直角放在身體前方，並將左腳膝蓋放在髖部下方的地板。上半身保持直立。
2. 現在上半身和髖部主動向前推動，感受後腿髖部和大腿前部輕微的拉伸。

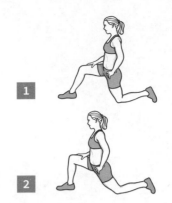

伸展臀部肌肉

1. 從低弓步式開始，雙手撐在前方，將右小腿貼在墊子上，右膝蓋朝向右方，右腳掌在墊子的左側。左腿向後伸展。雙手向前支撐在墊子上。
2. 將左腳放下，然後上半身往前趴下，可以的話，將額頭平貼地面。

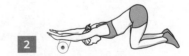

伸展肩膀搭配瑜伽滾筒

1. 從四足跪姿開始，雙手指尖放在滾筒上，雙臂保持比肩膀較寬一些的距離。
2. 用雙手往前滾動，直到你的前臂擱在滾筒上。上半身向下壓，伸展你的脊椎。

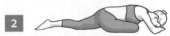

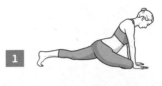

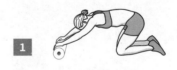

Workouts

2

1 全身訓練初階 1

訓練時間：20 分鐘

	動作	次數／時間	組間休息	組數	強度	說明頁
1	四足跪姿捲腹	每邊 10 下	20 秒	2	1	126
2	捲腹	10 下	20 秒	2	1	130
3	跪姿側棒式	每邊 30 秒	20 秒	2	1	128
4	深蹲	10 下	20 秒	2	1	132
5	橋式	10 下	20 秒	2	1	134
6	跪姿伏地挺身	10 下	20 秒	2	1	124

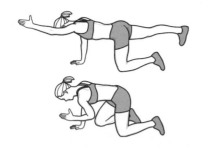

1 四足跪姿捲腹

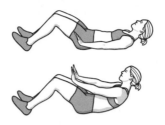

2 捲腹

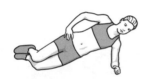

3 跪姿側棒式

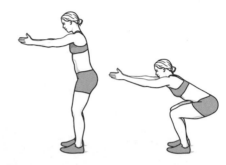

4 深蹲

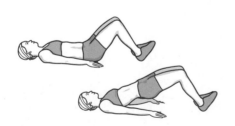

5 橋式

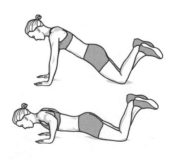

6 跪姿伏地挺身

2 全身訓練初階 2

訓練時間：20分鐘

	動作	次數／時間	組間休息	組數	強度	說明頁
1	扭轉椅式	左右交替10下	20秒	2	1	135
2	弓步蹲	每邊10下	20秒	2	1	133
3	臥姿腳踏車	左右交替10下	20秒	2	1	130
4	俯臥W字訓練	15下	20秒	2	1	125
5	棒式	30秒	20秒	2	1	127
6	跪姿後踢腿	每邊10下	20秒	2	1	134

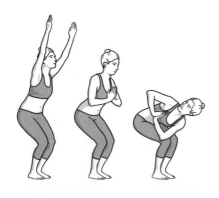

1 扭轉椅式

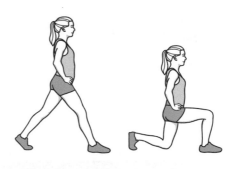

2 弓步蹲

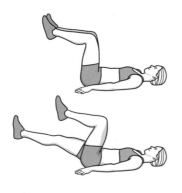

3 臥姿腳踏車

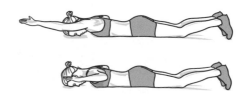

4 俯臥W字訓練

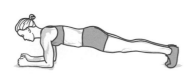

5 棒式

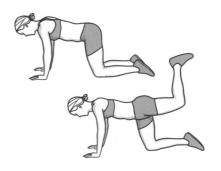

6 跪姿後踢腿

3 全身訓練初階 3

訓練時間：35 分鐘

① ② ③

	動作	次數／時間	組間休息	組數	強度	說明頁
1	登山者式扶牆	30 秒	20 秒	2	1	123
2	四足跪姿捲腹	每邊 10 下	20 秒	2	1	126
3	捲腹	15 下	20 秒	2	1	130
4	屈膝捲腹	每邊 10 下	20 秒	2	1	130
5	橋式	15 下	20 秒	2	1	134
6	太空椅	30 秒	20 秒	2	1	132
7	相撲式深蹲	15 下	20 秒	2	1	132
8	下犬式直手撐	10 下	20 秒	2	1	136

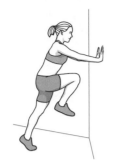

1 登山者式扶牆

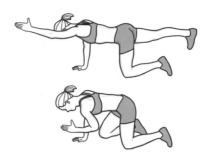

2 四足跪姿捲腹

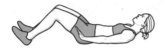

3 捲腹

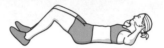

4 屈膝捲腹

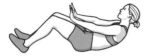

5 橋式

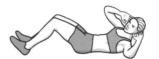

6 太空椅

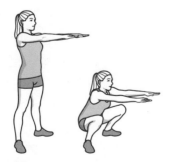

7 相撲式深蹲

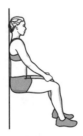

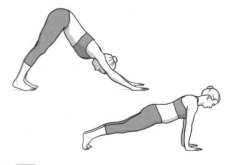

8 下犬式直手撐

4 全身訓練初階 4

訓練時間：35 分鐘
訓練器材：穩固的箱子

① ② ③

	動作	次數／時間	組間休息	組數	強度	說明頁
1	跑步	60 秒	20 秒	2	1	120
2	側併步	30 秒	20 秒	2	1	121
3	弓步蹲	每邊 10 下	20 秒	2	1	133
4	雙槓撐體	10 下	20 秒	2	1	125
5	四足跪姿抬膝	30 秒	20 秒	2	1	126
6	屈膝轉體	左右交替 20 下	20 秒	2	1	131
7	側躺髖部內收	每邊 10 下	20 秒	2	1	142
8	側躺髖部外展	每邊 10 下	20 秒	2	1	142

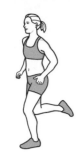

1 跑步

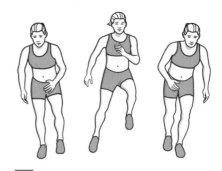

2 側併步

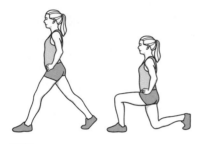

3 弓步蹲

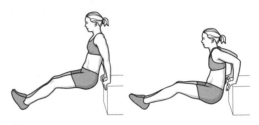

4 雙槓撐體

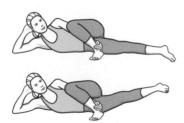

5 四足跪姿抬膝

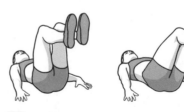

6 屈膝轉體

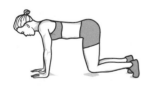

7 側躺髖部內收

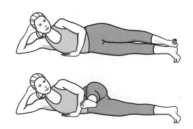

8 側躺髖部外展

5 全身訓練初階 5

訓練時間：45 分鐘
訓練器材：瑜伽滾筒、穩固的箱子、桌子

① ② ③

	動作	次數／時間	組間休息	組數	強度	說明頁
1	四足跪姿抬手搭配瑜伽滾筒	30 秒	20 秒	2	1	126
2	跪姿側棒式	每邊 30 秒	20 秒	2	1	128
3	捲腹	15 下	20 秒	2	1	130
4	雙槓撐體	10 下	20 秒	2	1	125
5	反手划船	10 下	20 秒	2	1	125
6	弓步蹲跳	30 秒	20 秒	2	1	121
7	深蹲	15 下	20 秒	2	1	132
8	原地高抬腿	30 秒	20 秒	2	1	120
9	俯臥游泳	30 秒	20 秒	2	1	123
10	眼鏡蛇式	10 下	20 秒	2	1	136

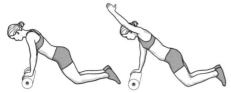
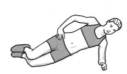
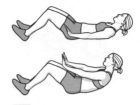

1 四足跪姿抬手搭配瑜伽滾筒　　**2** 跪姿側棒式　　**3** 捲腹

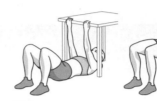

4 雙槓撐體　　**5** 反手划船

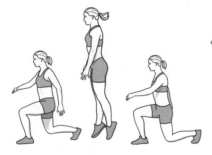
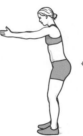
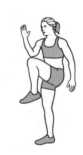

6 弓步蹲跳　　**7** 深蹲　　**8** 原地高抬腿

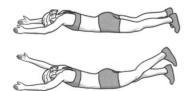

9 俯臥游泳　　**10** 眼鏡蛇式

6 全身訓練中階 1

訓練時間：20 分鐘
訓練器材：跳繩、瑜伽滾筒、毛巾

①②③

	動作	次數／時間	組間休息	組數	強度	說明頁
1	跳繩	60 秒	20 秒	2	2	120
2	棒式抬腿搭配瑜伽滾筒	左右交替 10 下	20 秒	2	2	127
3	動態側棒式	每邊 10 下	20 秒	2	2	129
4	深蹲跳	30 秒	20 秒	2	2	122
5	滑板弓步蹲	每邊 10 下	20 秒	2	2	133
6	橋式搭配瑜伽滾筒	10 下	20 秒	2	2	134

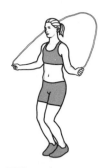

1 跳繩

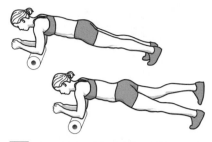

2 棒式抬腿搭配瑜伽滾筒

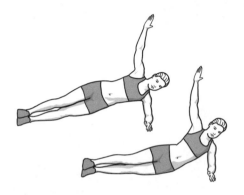

3 動態側棒式

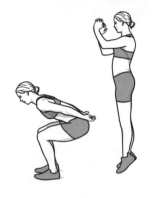

4 深蹲跳

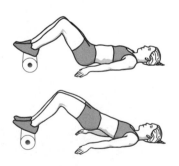

5 滑板弓步蹲

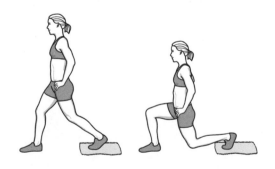

6 橋式搭配瑜伽滾筒

7 全身訓練中階 2

訓練時間：20 分鐘
訓練器材：毛巾

①②③

	動作	次數／時間	組間休息	組數	強度	說明頁
1	開合跳	30 秒	20 秒	2	2	121
2	滑板側蹲	每邊 10 下	20 秒	2	2	133
3	弓步蹲跳	左右交替 45 秒	20 秒	2	2	121
4	交替直手撐	左右交替 20 下	20 秒	2	2	128
5	百式	100 下	20 秒	2	2	140
6	跪姿側踢腿	每邊 10 下	20 秒	2	2	142

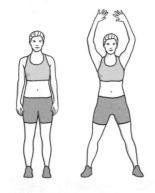

1 開合跳

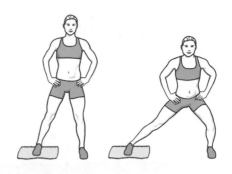

2 滑板側蹲

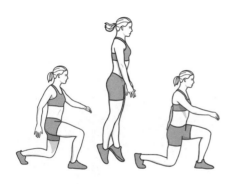

3 弓步蹲跳

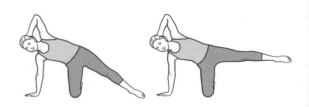

4 交替直手撐

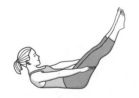

5 百式

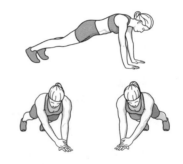

6 跪姿側踢腿

8 全身訓練中階 3

訓練時間：25 分鐘
訓練器材：穩固的箱子

① ② ③

	動作	次數／時間	組間休息	組數	強度	說明頁
1	跑步	60 秒	20 秒	2	2	120
2	深蹲	15 下	20 秒	2	1	132
3	伏地挺身	10 下	20 秒	2	2	124
4	雙槓撐體	10 下	20 秒	2	1	125
5	直膝轉體	左右交替 20 下	20 秒	2	2	131
6	反向直手撐抬腿	左右交替 10 下	20 秒	2	2	141
7	交錯伸展	左右交替 20 下	20 秒	2	2	140
8	橋式	15 下	20 秒	2	1	134

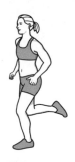

1 跑步

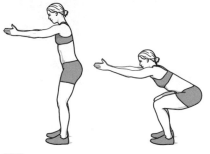

2 深蹲

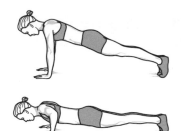

3 伏地挺身

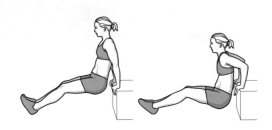

4 雙槓撐體

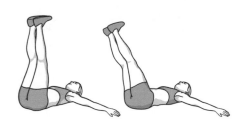

5 直膝轉體

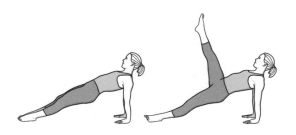

6 反向直手撐抬腿

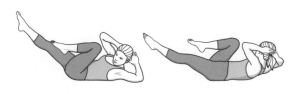

7 交錯伸展

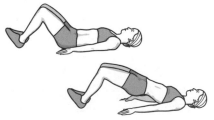

8 橋式

9 全身訓練中階 4

訓練時間：30 分鐘
訓練器材：穩固的箱子

① **②** ③

	動作	次數／時間	組間休息	組數	強度	說明頁
1	墊高登山者式	45 秒	20 秒	2	2	123
2	深蹲跳	45 秒	20 秒	2	2	122
3	棒式	45 秒	20 秒	2	2	127
4	掌撐棒式轉體	每邊 10 下	20 秒	2	2	129
5	百式	100 下	20 秒	2	2	140
6	跪姿後踢腿	每邊 15 下	20 秒	2	1	134
7	交錯伸展	左右交替 20 下	20 秒	2	2	140
8	俯臥游泳	45 秒	20 秒	2	1	123

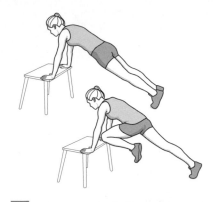

1 墊高登山者式

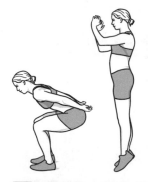

2 深蹲跳

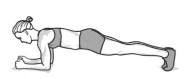

3 棒式

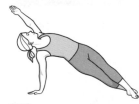

4 掌撐棒式轉體

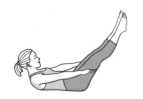

5 百式

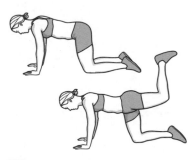

6 跪姿後踢腿

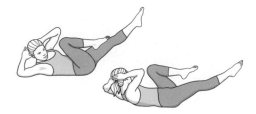

7 交錯伸展

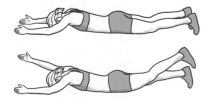

8 俯臥游泳

10 全身訓練中階 5

訓練時間：45 分鐘
訓練器材：瑜伽滾筒、桌子

①②③

	動作	次數／時間	組間休息	組數	強度	說明頁
1	棒式抬腿搭配瑜伽滾筒	左右交替 10 下	20 秒	2	2	127
2	動態側棒式	每邊 10 下	20 秒	2	2	129
3	反手划船	10 下	20 秒	2	1	125
4	弓步蹲跳	45 秒	20 秒	2	1	121
5	相撲式深蹲	15 下	20 秒	2	1	132
6	側躺髖部內收	每邊 15 下	20 秒	2	1	142
7	側躺髖部外展	每邊 15 下	20 秒	2	1	142
8	反向直手撐抬腿	左右交替 10 下	20 秒	2	2	141
9	直膝轉體	左右交替 20 下	20 秒	2	2	131
10	捲腹	20 下	20 秒	2	1	130

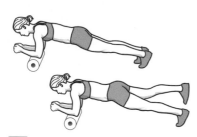

1 棒式抬腿搭配瑜伽滾筒

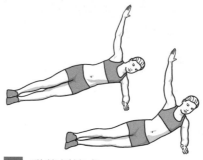

2 動態側棒式

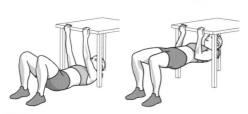

3 反手划船

4 弓步蹲跳

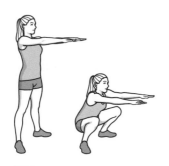

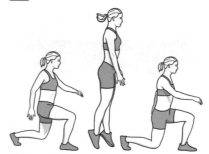

5 相撲式深蹲

6 側躺髖部內收

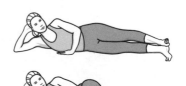

7 側躺髖部外展

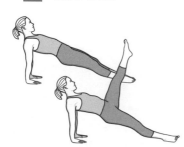

8 反向直手撐抬腿

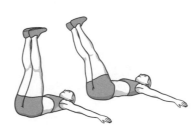

9 直膝轉體

10 捲腹

11 全身訓練高階 1

訓練時間：25 分鐘
訓練器材：瑜伽滾筒

① ② ③

	動作	次數／時間	組間休息	組數	強度	說明頁
1	波比跳	45 秒	20 秒	3	3	122
2	棒式交叉上舉	60 秒	20 秒	3	3	127
3	相撲式深蹲	20 下	20 秒	3	1	132
4	單腳橋式搭配瑜伽滾筒	左右交替 20 下	20 秒	3	3	135
5	蜘蛛人式伏地挺身	左右交替 10 下	20 秒	3	3	124
6	抬腿	10 下	20 秒	3	3	141

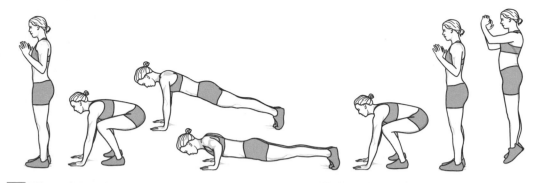

1 波比跳

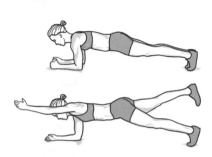

2 棒式交叉上舉

3 相撲式深蹲

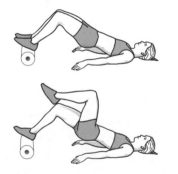

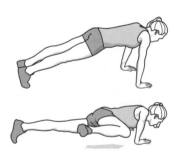

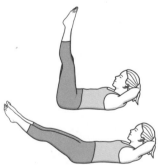

4 單腳橋式搭配瑜伽滾筒　**5** 蜘蛛人式伏地挺身　**6** 抬腿

12 全身訓練高階 2

訓練時間：25 分鐘
訓練器材：跳繩、引體向上拉桿、毛巾

① ② ③

	動作	次數／時間	組間休息	組數	強度	說明頁
1	跳繩	120 秒	20 秒	3	2	120
2	深蹲跳	60 秒	20 秒	3	2	122
3	懸吊抬腿	10 下	20 秒	3	3	131
4	側棒式捲腹	每邊 10 下	20 秒	3	3	129
5	滑板側蹲	每邊 10 下	20 秒	3	2	133
6	伏地挺身	10 下	20 秒	3	2	124

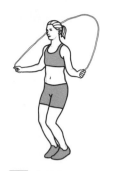

1 跳繩

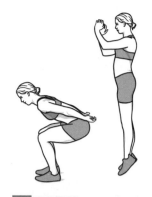

2 深蹲跳

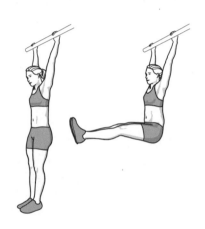

3 懸吊抬腿

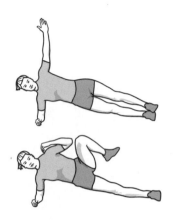

4 側棒式捲腹

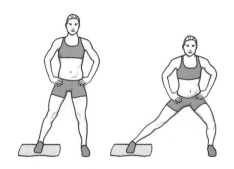

5 滑板側蹲

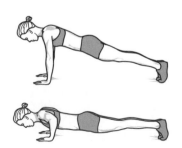

6 伏地挺身

13 全身訓練高階 3

訓練時間：35 分鐘
訓練器材：瑜伽滾筒

① ② ③

	動作	次數／時間	組間休息	組數	強度	說明頁
1	側併步	60 秒	20 秒	3	1	121
2	登山者式	60 秒	20 秒	3	3	123
3	單腳橋式搭配瑜伽滾筒	左右交替 20 下	20 秒	3	3	135
4	V 字捲腹	10 下	20 秒	3	3	141
5	交錯伸展	左右交替 20 下	20 秒	3	3	140
6	棒式側捲腹	左右交替 10 下	20 秒	3	3	128
7	動態側棒式	每邊 15 下	20 秒	3	2	129
8	下犬式直手撐	10 下	20 秒	3	2	136

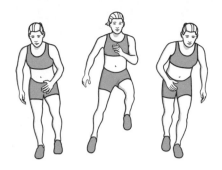

1 側併步

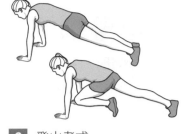

2 登山者式

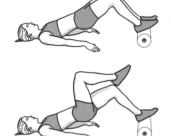

3 單腳橋式搭配瑜伽滾筒

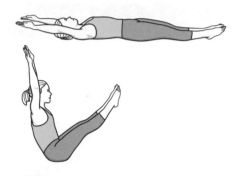

4 V字捲腹

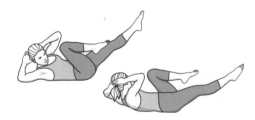

5 交錯伸展

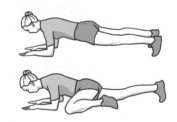

6 棒式側捲腹

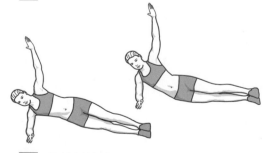

7 動態側棒式

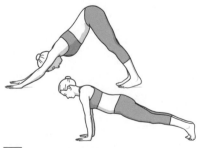

8 下犬式直手撐

14 全身訓練高階 4

訓練時間：35 分鐘
訓練器材：瑜伽滾筒

① ② ❸

	動作	次數／時間	組間休息	組數	強度	說明頁
1	開合跳	60 秒	20 秒	3	2	121
2	蜘蛛人式伏地挺身	左右交替 10 下	20 秒	3	3	124
3	深蹲跳	60 秒	20 秒	3	2	122
4	掌撐棒式轉體	每邊 10 下	20 秒	3	2	129
5	V 字捲腹	10 下	20 秒	3	3	141
6	棒式交叉上舉	60 秒	20 秒	3	3	127
7	單腳橋式搭配瑜伽滾筒	左右交替 20 下	20 秒	3	3	135
8	直膝轉體	左右交替 20 下	20 秒	3	2	131

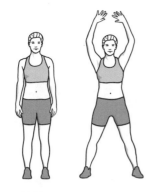

1 開合跳

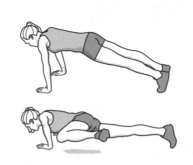

2 蜘蛛人式伏地挺身

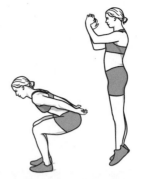

3 深蹲跳

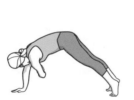

4 掌撐棒式轉體

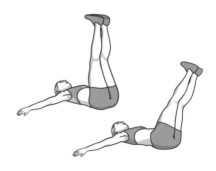

5 V字捲腹

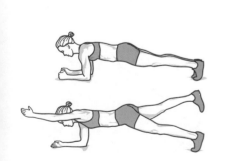

6 棒式交叉上舉

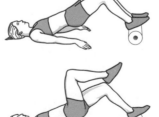

7 單腳橋式搭配瑜伽滾筒

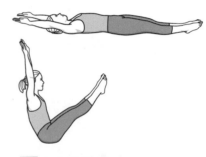

8 直膝轉體

15 全身訓練高階 5

訓練時間：45 分鐘
訓練器材：跳繩、引體向上拉桿、毛巾

① ② ③

	動作	次數／時間	組間休息	組數	強度	說明頁
1	跳繩	60 秒	20 秒	3	2	120
2	波比跳	60 秒	20 秒	3	3	122
3	懸吊抬腿	10 下	20 秒	3	3	131
4	側棒式捲腹	每邊 10 下	20 秒	3	3	129
5	弓步蹲	每邊 10 下	20 秒	3	1	133
6	滑板側蹲	每邊 10 下	20 秒	3	2	133
7	反向直手撐抬腿	左右交替 10 下	20 秒	3	2	141
8	登山者式	60 秒	20 秒	3	3	123
9	棒式	60 秒	20 秒	3	2	127

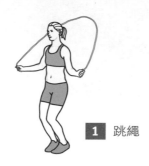

1 跳繩

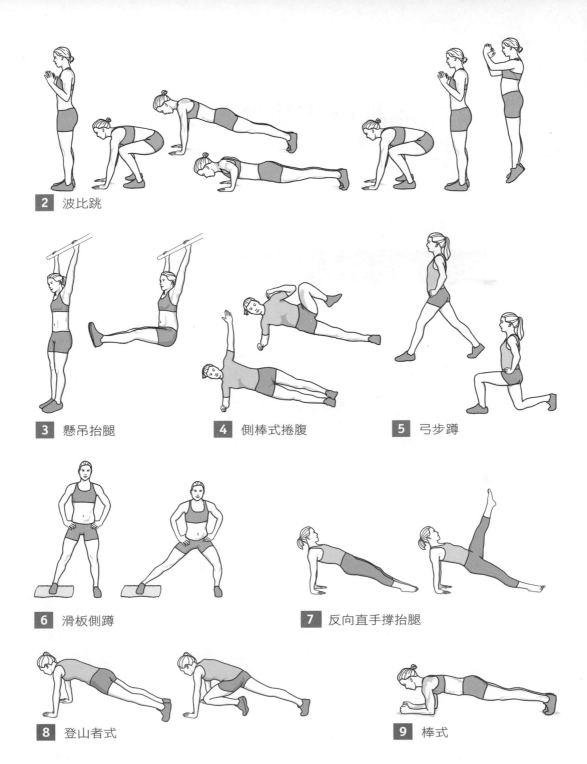

2 波比跳

3 懸吊抬腿

4 側棒式捲腹

5 弓步蹲

6 滑板側蹲

7 反向直手撐抬腿

8 登山者式

9 棒式

16 腹部訓練（初階基礎）

訓練時間：20 分鐘

① ② ③

	動作	次數／時間	組間休息	組數	強度	說明頁
1	四足跪姿捲腹	每邊 10 下	20 秒	2	1	126
2	棒式	30 秒	20 秒	2	1	127
3	捲腹	15 下	20 秒	2	1	130
4	屈膝捲腹	每邊 10 下	20 秒	2	1	130
5	屈膝轉體	左右交替 10 下	20 秒	2	1	131

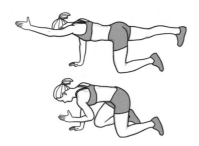

1 四足跪姿捲腹

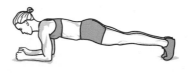

2 棒式

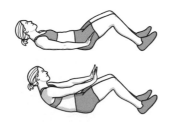

3 捲腹

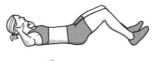
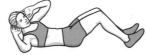

4 屈膝捲腹

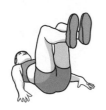

5 屈膝轉體

17 腹部訓練（初階挑戰）

訓練時間：45 分鐘
訓練器材：瑜伽滾筒

① ② ③

	動作	次數／時間	組間休息	組數	強度	說明頁
1	原地高抬腿	60 秒	20 秒	2	1	120
2	四足跪姿捲腹	每邊 10 下	20 秒	2	1	126
3	四足跪姿抬膝	45 秒	20 秒	2	1	126
4	捲腹	10 下	20 秒	2	1	130
5	臥姿腳踏車	左右交替 10 下	20 秒	2	1	130
6	跪姿側棒式	每邊 30 秒	20 秒	2	1	128
7	四足跪姿抬手搭配瑜伽滾筒	30 秒	20 秒	2	1	126
8	屈膝轉體	左右交替 10 下	20 秒	2	1	131
9	棒式	30 秒	20 秒	2	1	127

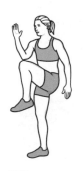 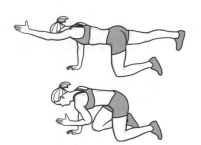 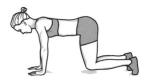

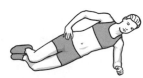

1 原地高抬腿　　　**2** 四足跪姿捲腹　　　**3** 四足跪姿抬膝

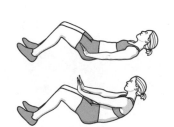 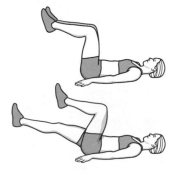

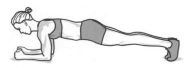

4 捲腹　　　**5** 臥姿腳踏車　　　**6** 跪姿側棒式

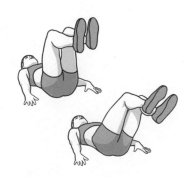 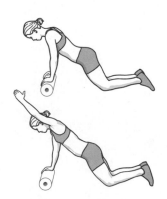

7 四足跪姿抬手
搭配瑜伽滾筒　　　**8** 屈膝轉體　　　**9** 棒式

18 腹部訓練（中階基礎）

訓練時間：20 分鐘

訓練器材：瑜伽滾筒

① ② ③

	動作	次數／時間	組間休息	組數	強度	說明頁
1	動態側棒式	每邊 10 下	20 秒	3	2	129
2	棒式抬腿搭配瑜伽滾筒	左右交替 10 下	20 秒	3	2	127
3	百式	100 下	20 秒	3	2	140
4	交錯伸展	左右交替 20 下	20 秒	3	2	140

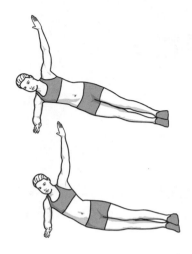

1 動態側棒式

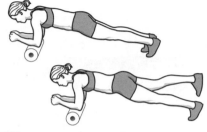

2 棒式抬腿搭配瑜伽滾筒

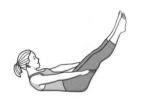

3 百式

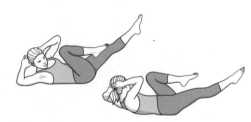

4 交錯伸展

19 腹部訓練（中階挑戰）

訓練時間：45 分鐘
訓練器材：穩固的箱子

①❷③

	動作	次數／時間	組間休息	組數	強度	說明頁
1	墊高登山者式	45 秒	20 秒	3	2	123
2	動態側棒式	每邊 10 下	20 秒	3	2	129
3	臥姿腳踏車	左右交替 20 下	20 秒	3	1	130
4	百式	100 下	20 秒	3	2	140
5	掌撐棒式轉體	每邊 10 下	20 秒	3	2	129
6	直膝轉體	左右交替 10 下	20 秒	3	2	131
7	船式	45 秒	20 秒	3	2	139
8	跪姿側踢腿	每邊 10 下	20 秒	3	2	142

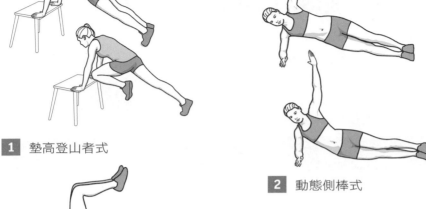

1 墊高登山者式

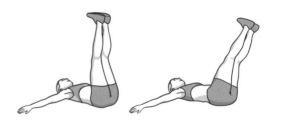

2 動態側棒式

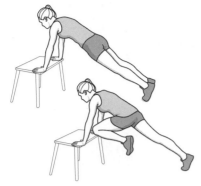

3 臥姿腳踏車

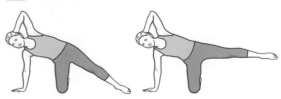

4 百式

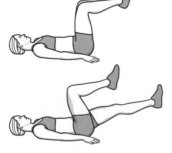

5 掌撐棒式轉體

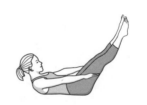

6 直膝轉體

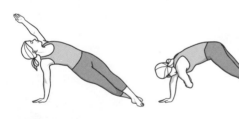

7 船式

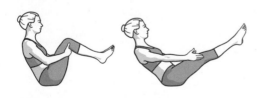

8 跪姿側踢腿

20 腹部訓練（高階基礎）

訓練時間：20 分鐘

① ② **3**

	動作	次數／時間	組間休息	組數	強度	說明頁
1	棒式側捲腹	左右交替 20 下	20 秒	3	3	128
2	V 字捲腹	10 下	20 秒	3	3	141
3	側棒式捲腹	每邊 15 下	20 秒	3	3	129
4	抬腿	10 下	20 秒	3	3	141

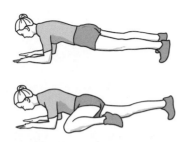

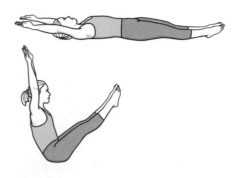

1 棒式側捲腹

2 V字捲腹

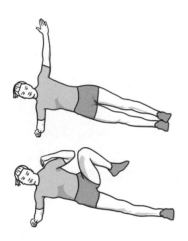

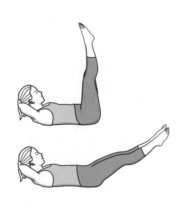

3 側棒式捲腹

4 抬腿

21 腹部訓練（高階挑戰）

訓練時間：45 分鐘

訓練器材：引體向上拉桿

① ② ❸

	動作	次數／時間	組間休息	組數	強度	說明頁
1	登山者式	45 秒	20 秒	3	3	123
2	懸吊抬腿	10 下	20 秒	3	3	131
3	棒式交叉上舉	左右交替 20 下	20 秒	3	3	127
4	百式	100 下	20 秒	3	2	140
5	交錯伸展	左右交替 30 下	20 秒	3	2	140
6	抬腿	10 下	20 秒	3	3	141
7	交替直手撐	45 秒	20 秒	3	3	128
8	掌撐棒式轉體	每邊 10 下	20 秒	3	3	129

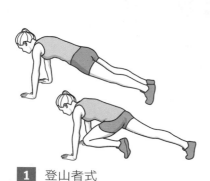

1 登山者式

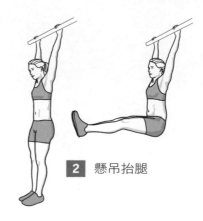

2 懸吊抬腿

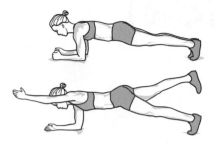

3 棒式交叉上舉

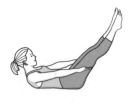

4 百式

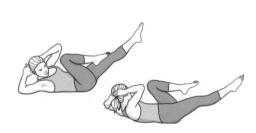

5 交錯伸展

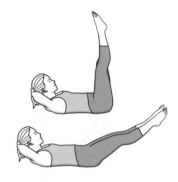

6 抬腿

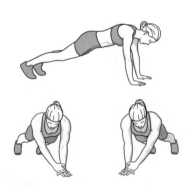

7 交替直手撐

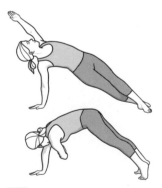

8 掌撐棒式轉體

22 臀部訓練（初階基礎）

訓練時間：20 分鐘

① ② ③

	動作	次數／時間	組間休息	組數	強度	說明頁
1	深蹲	15 下	20 秒	2	1	132
2	弓步蹲	每邊 10 下	20 秒	2	1	133
3	跪姿後踢腿	每邊 10 下	20 秒	2	1	134
4	橋式	15 下	20 秒	2	1	134

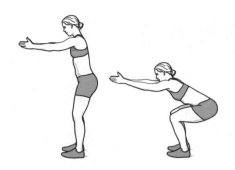

1 深蹲

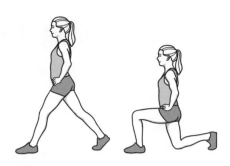

2 弓步蹲

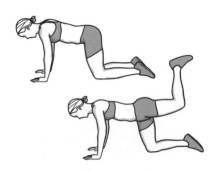

3 跪姿後踢腿

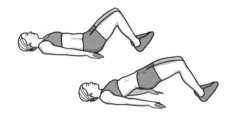

4 橋式

23 臀部訓練（初階挑戰）

訓練時間：35 分鐘

① ② ③

	動作	次數／時間	組間休息	組數	強度	說明頁
1	弓步蹲跳	30 秒	20 秒	2	1	121
2	太空椅	30 秒	20 秒	2	1	132
3	弓步蹲	每邊 10 下	20 秒	2	1	133
4	相撲式深蹲	15 下	20 秒	2	1	132
5	側躺髖部內收	每邊 15 下	20 秒	2	1	142
6	側躺髖部外展	每邊 15 下	20 秒	2	1	142
7	橋式	15 下	20 秒	2	1	134
8	俯臥游泳	30 秒	20 秒	2	1	123

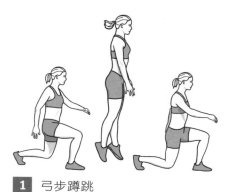

1 弓步蹲跳

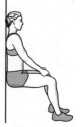

2 太空椅

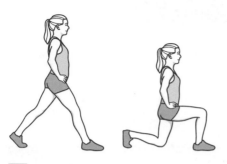

3 弓步蹲

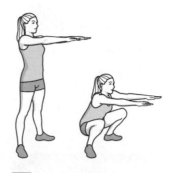

4 相撲式深蹲

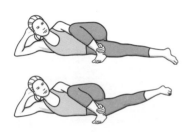

5 側躺髖部內收

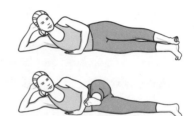

6 側躺髖部外展

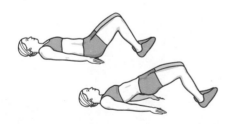

7 橋式

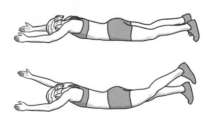

8 俯臥游泳

24 腹部訓練（中階基礎）

訓練時間：20 分鐘
訓練器材：毛巾、瑜伽滾筒

①②③

	動作	次數／時間	組間休息	組數	強度	說明頁
1	深蹲跳	30 秒	20 秒	3	2	122
2	滑板弓步蹲	每邊 10 下	20 秒	3	2	133
3	滑板側蹲	每邊 10 下	20 秒	3	2	133
4	橋式搭配瑜伽滾筒	15 下	20 秒	3	2	134

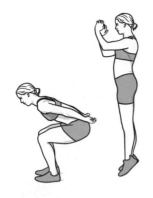

1 深蹲跳

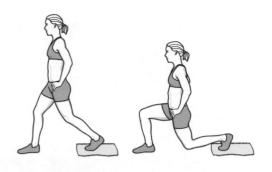

2 滑板弓步蹲

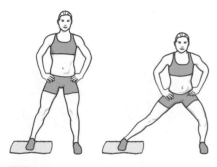

3 滑板側蹲

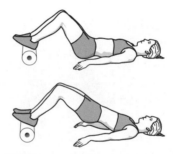

4 橋式搭配瑜伽滾筒

25 臀部訓練（中階挑戰）

訓練時間：40 分鐘
訓練器材：毛巾、瑜伽滾筒

① ❷ ③

	動作	次數／時間	組間休息	組數	強度	說明頁
1	深蹲跳	30 秒	20 秒	3	2	122
2	太空椅	30 秒	20 秒	3	1	132
3	側併步	30 秒	20 秒	3	1	121
4	弓步蹲跳	30 秒	20 秒	3	1	121
5	滑板弓步蹲	每邊 10 下	20 秒	3	2	133
6	滑板側蹲	每邊 10 下	20 秒	3	2	133
7	橋式搭配瑜伽滾筒	15 下	20 秒	3	2	134
8	跪姿側踢腿	每邊 10 下	20 秒	3	2	142
9	反戰士式與側角式	每邊 10 下	20 秒	3	1	137

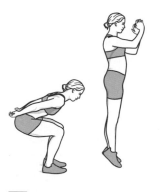 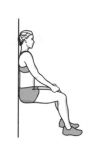 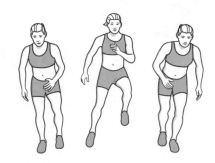

1 深蹲跳　　　**2** 太空椅　　　**3** 側併步

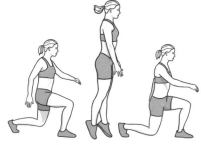 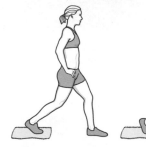

4 弓步蹲跳　　　**5** 滑板弓步蹲

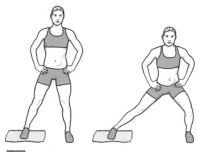 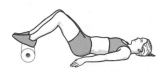
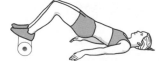

6 滑板側蹲　　　**7** 橋式搭配瑜伽滾筒

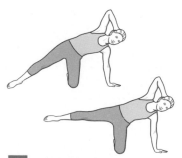 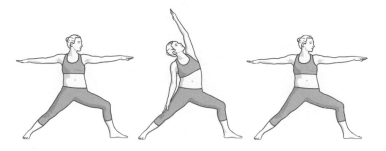

8 跪姿側踢腿　　　**9** 反戰士式與側角式

26 臀部訓練（高階基礎）

訓練時間：20 分鐘
訓練器材：毛巾、瑜伽滾筒

① ② ③

	動作	次數／時間	組間休息	組數	強度	說明頁
1	深蹲跳	45 秒	20 秒	3	2	122
2	弓步蹲跳	45 秒	20 秒	3	1	121
3	滑板側蹲	每邊 15 下	20 秒	3	2	133
4	單腳橋式搭配瑜伽滾筒	左右交替 20 下	20 秒	3	3	135

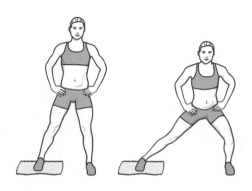

1 深蹲跳

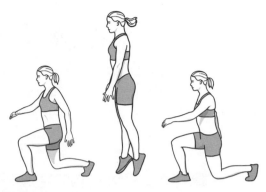

2 弓步蹲跳

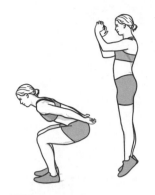

3 滑板側蹲

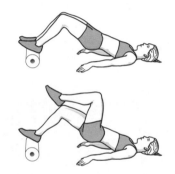

4 單腳橋式搭配瑜伽滾筒

27 臀部訓練（高階挑戰）

訓練時間：35 分鐘
訓練器材：毛巾、瑜伽滾筒

① ② **③**

	動作	次數／時間	組間休息	組數	強度	說明頁
1	波比跳	45 秒	20 秒	3	3	122
2	弓步蹲跳	45 秒	20 秒	3	1	121
3	深蹲跳	20 下	20 秒	3	1	132
4	相撲式深蹲	20 下	20 秒	3	1	132
5	滑板側蹲	每邊 15 下	20 秒	3	2	133
6	橋式搭配瑜伽滾筒	15 下	20 秒	3	2	134
7	跪姿側踢腿	每邊 15 下	20 秒	3	2	142
8	單腳橋式搭配瑜伽滾筒	左右交替 20 下	20 秒	3	3	135

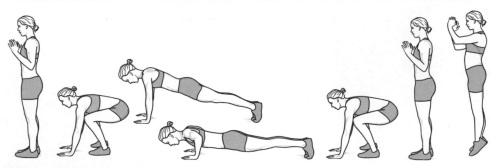

1 波比跳

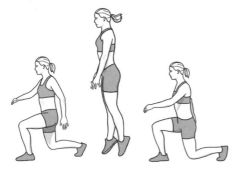

2 弓步蹲跳

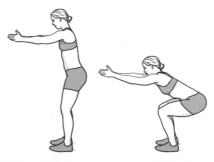

3 深蹲跳

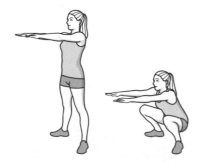

4 相撲式深蹲

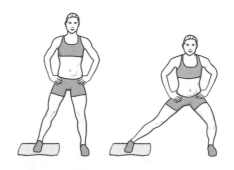

5 滑板側蹲

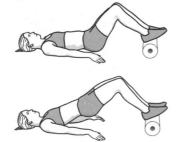

6 橋式搭配瑜伽滾筒

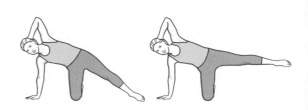

7 跪姿側踢腿

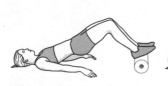

8 單腳橋式搭配瑜伽滾筒

28 LIIT 全身訓練 1

訓練時間：15 分鐘
訓練回合：2 回
訓練器材：瑜伽滾筒

	動作	次數／時間	組間休息	強度	說明頁
1	原地高抬腿	30 秒	20 秒	1	120
2	太空椅	30 秒	20 秒	1	132
3	俯臥游泳	30 秒	20 秒	1	123
4	屈膝捲腹	每邊 30 秒	20 秒	1	130
5	橋式	30 秒	20 秒	1	134
6	四足跪姿抬手搭配瑜伽滾筒	30 秒	20 秒	1	126

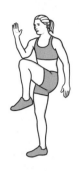

1 原地高抬腿

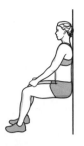

2 太空椅

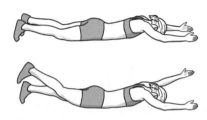

3 俯臥游泳

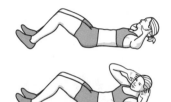

4 屈膝捲腹

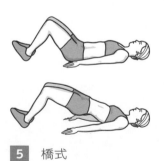

5 橋式

6 四足跪姿抬手搭配瑜伽滾筒

29 LIIT 全身訓練 2

訓練時間：15 分鐘
訓練回合：2 回
訓練器材：瑜伽滾筒

	動作	次數／時間	組間休息	強度	說明頁
1	登山者式扶牆	30 秒	20 秒	1	123
2	跪姿伏地挺身	30 秒	20 秒	1	124
3	俯臥 W 字訓練	30 秒	20 秒	1	125
4	四足跪姿抬手搭配瑜伽滾筒	30 秒	20 秒	1	126
5	捲腹	30 秒	20 秒	1	130
6	臥姿腳踏車	30 秒	20 秒	1	130
7	太空椅	30 秒	20 秒	1	132
8	橋式	30 秒	20 秒	1	134

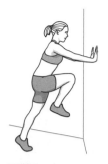

1 登山者式扶牆

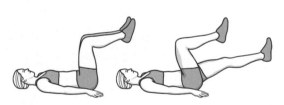

2 跪姿伏地挺身

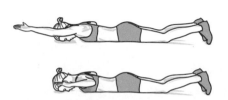

3 俯臥W字訓練

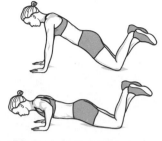
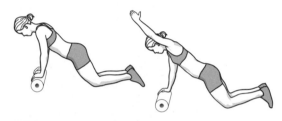

4 四足跪姿抬手搭配瑜伽滾筒

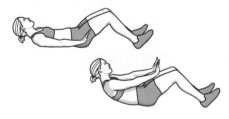

5 捲腹

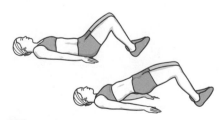

6 臥姿腳踏車

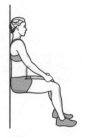

7 太空椅

8 橋式

30 LIIT 全身訓練 3

訓練時間：20 分鐘
訓練回合：2 回
訓練器材：桌子 、穩固的箱子

① ② ③

	動作	次數／時間	組間休息	強度	說明頁
1	原地高抬腿	30 秒	20 秒	1	120
2	反手划船	30 秒	20 秒	1	125
3	四足跪姿抬膝	30 秒	20 秒	1	126
4	屈膝捲腹	每邊 30 秒	20 秒	1	130
5	屈膝轉體	30 秒	20 秒	1	131
6	跪姿後踢腿	每邊 30 秒	20 秒	1	134
7	扭轉椅式	左右交替 30 秒	20 秒	1	135
8	雙槓撐體	30 秒	20 秒	1	125

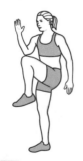

1 原地高抬腿

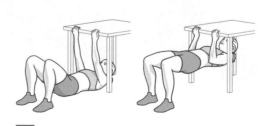

2 反手划船

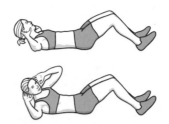

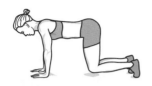

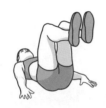

3 四足跪姿抬膝

4 屈膝捲腹

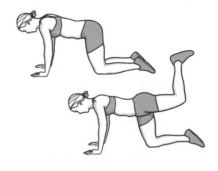

5 屈膝轉體

6 跪姿後踢腿

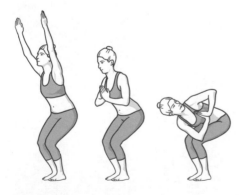

7 扭轉椅式

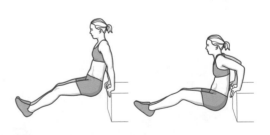

8 雙槓撐體

31 LIIT 腿部和臀部訓練

訓練時間：25 分鐘
訓練回合：2 回

① ② ③

	動作	次數／時間	組間休息	強度	說明頁
1	深蹲	30 秒	20 秒	1	132
2	弓步蹲	每邊 30 秒	20 秒	1	133
3	相撲式深蹲	30 秒	20 秒	1	132
4	橋式	30 秒	20 秒	1	134
5	跪姿後踢腿	每邊 30 秒	20 秒	1	134
6	側躺髖部內收	每邊 30 秒	20 秒	1	142
7	側躺髖部外展	每邊 30 秒	20 秒	1	142
8	俯臥游泳	30 秒	20 秒	1	123

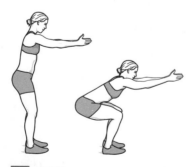

1 深蹲

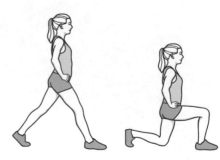

2 弓步蹲

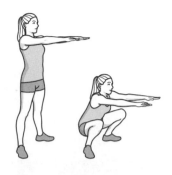

3 相撲式深蹲

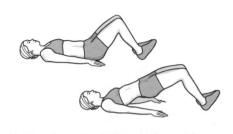

4 橋式

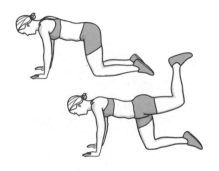

5 跪姿後踢腿

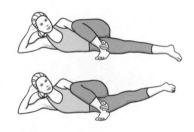

6 側躺髖部內收

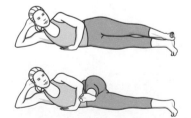

7 側躺髖部外展

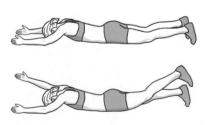

8 俯臥游泳

32 LIIT 核心肌群和手臂訓練

訓練時間：20 分鐘
訓練回合：2 回
訓練器材：穩固的箱子

	動作	次數／時間	組間休息	強度	說明頁
1	跪姿伏地挺身	30 秒	20 秒	1	124
2	俯臥 W 字訓練	30 秒	20 秒	1	125
3	四足跪姿捲腹	每邊 30 秒	20 秒	1	126
4	棒式	30 秒	20 秒	1	127
5	跪姿側棒式	每邊 30 秒	20 秒	1	128
6	捲腹	30 秒	20 秒	1	130
7	眼鏡蛇式	30 秒	20 秒	1	136
8	雙槓撐體	30 秒	20 秒	1	125

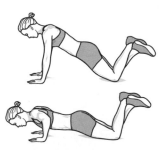

1 跪姿伏地挺身

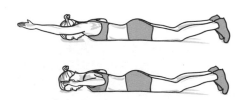

2 俯臥W字訓練

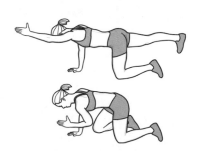

3 四足跪姿捲腹

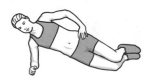

4 棒式

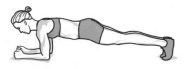

5 跪姿側棒式

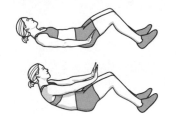

6 捲腹

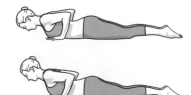

7 眼鏡蛇式

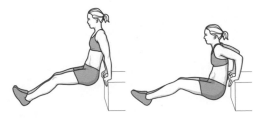

8 雙槓撐體

33 HIIT 全身訓練 1

訓練時間：25 分鐘
訓練回合：3 回
訓練器材：桌子、瑜伽滾筒

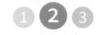

	動作	次數／時間	組間休息	強度	說明頁
1	跑步	30 秒	20 秒	1	120
2	太空椅	30 秒	20 秒	1	132
3	反手划船	30 秒	20 秒	1	125
4	棒式抬腿搭配瑜伽滾筒	30 秒	20 秒	2	127
5	橋式搭配瑜伽滾筒	30 秒	20 秒	2	134
6	捲腹	30 秒	20 秒	1	130
7	跪姿側踢腿	每邊 30 秒	20 秒	2	142
8	眼鏡蛇式	30 秒	20 秒	1	136

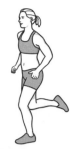

1 跑步

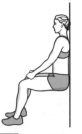

2 太空椅

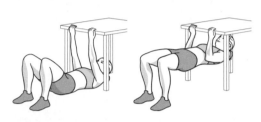

3 反手划船

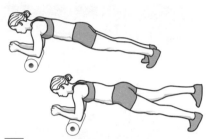

4 棒式抬腿搭配瑜伽滾筒

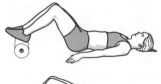

5 橋式搭配瑜伽滾筒

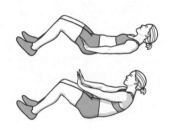

6 捲腹

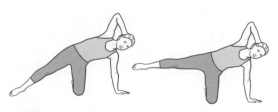

7 跪姿側踢腿

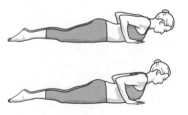

8 眼鏡蛇式

34 HIIT 全身訓練 2

訓練時間：35 分鐘
訓練回合：3 回
訓練器材：穩固的箱子

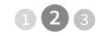

	動作	次數／時間	組間休息	強度	說明頁
1	弓步蹲	每邊 45 秒	20 秒	1	133
2	深蹲跳	45 秒	20 秒	2	122
3	雙槓撐體	45 秒	20 秒	1	125
4	動態側棒式	每邊 45 秒	20 秒	2	129
5	交錯伸展	45 秒	20 秒	2	140
6	四足跪姿抬膝	45 秒	20 秒	1	126
7	俯臥 W 字訓練	45 秒	20 秒	1	125
8	直膝轉體	45 秒	20 秒	2	131

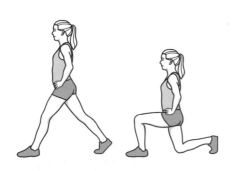

1 弓步蹲

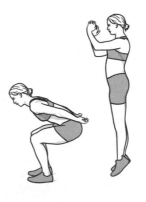

2 深蹲跳

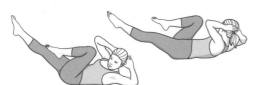

3 雙槓撐體

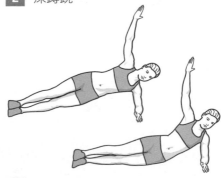

4 動態側棒式

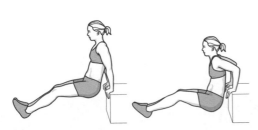

5 交錯伸展

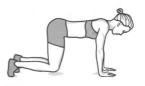

6 四足跪姿抬膝

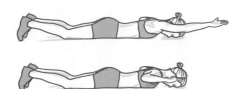

7 俯臥W字訓練

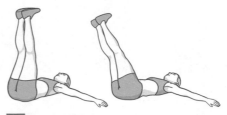

8 直膝轉體

35 HIIT 全身訓練 3

訓練時間：30 分鐘
訓練回合：3 回
訓練器材：瑜伽滾筒

① ❷ ③

	動作	次數／時間	組間休息	強度	說明頁
1	開合跳	45 秒	20 秒	2	121
2	弓步蹲跳	45 秒	20 秒	1	121
3	深蹲	45 秒	20 秒	1	132
4	反向直手撐抬腿	45 秒	20 秒	2	141
5	棒式	45 秒	20 秒	1	127
6	掌撐棒式轉體	每邊 45 秒	20 秒	2	129
7	橋式搭配瑜伽滾筒	45 秒	20 秒	2	134
8	相撲式深蹲	45 秒	20 秒	1	132

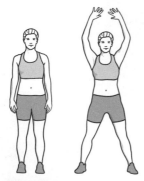

1 開合跳

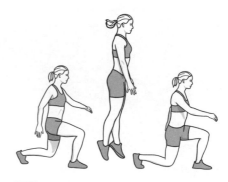

2 弓步蹲跳

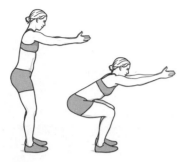

3 深蹲

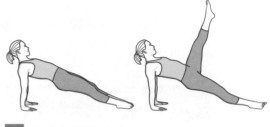

4 反向直手撐抬腿

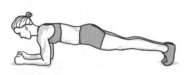

5 棒式

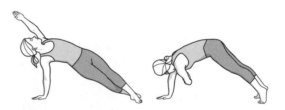

6 掌撐棒式轉體

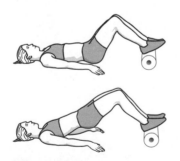

7 橋式搭配瑜伽滾筒

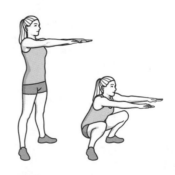

8 相撲式深蹲

36 HIIT 全身訓練 4

訓練時間：25-35 分鐘
訓練回合：3-4 回
訓練器材：跳繩、穩固的箱子

① ② ③

	動作	次數／時間	組間休息	強度	說明頁
1	跳繩	45 秒	20 秒	2	120
2	蜘蛛人式伏地挺身	45 秒	20 秒	3	124
3	深蹲跳	45 秒	20 秒	2	122
4	登山者式	45 秒	20 秒	3	123
5	直膝轉體	45 秒	20 秒	2	131
6	捲腹	45 秒	20 秒	1	130
7	抬腿	45 秒	20 秒	3	141
8	雙槓撐體	45 秒	20 秒	1	125

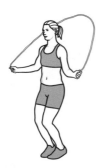

1 跳繩

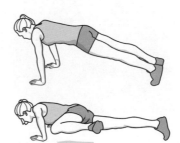

2 蜘蛛人式伏地挺身

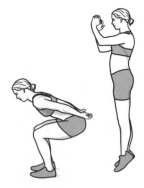
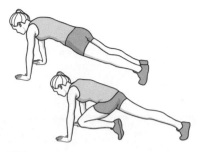

3 深蹲跳

4 登山者式

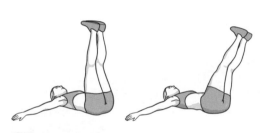

5 直膝轉體

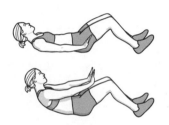

6 捲腹

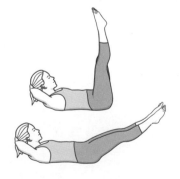

7 抬腿

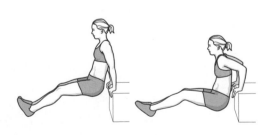

8 雙槓撐體

37 HIIT 全身訓練 5

訓練時間：45 分鐘
訓練回合：4 回
訓練器材：瑜伽滾筒

① ② **③**

	動作	次數／時間	組間休息	強度	說明頁
1	原地高抬腿	45 秒	20 秒	1	120
2	波比跳	45 秒	20 秒	3	122
3	交錯伸展	45 秒	20 秒	2	140
4	抬腿	45 秒	20 秒	3	141
5	側棒式捲腹	每邊 45 秒	20 秒	3	129
6	交替直手撐	45 秒	20 秒	3	128
7	船式	45 秒	20 秒	3	139
8	單腳橋式搭配瑜伽滾筒	每邊 45 秒	20 秒	3	135

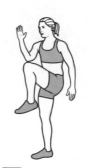

1 原地高抬腿

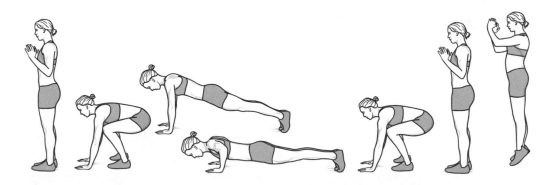

2 波比跳

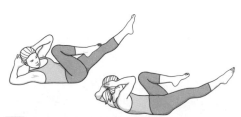

3 交錯伸展

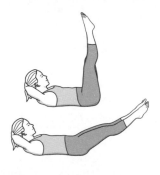

4 抬腿

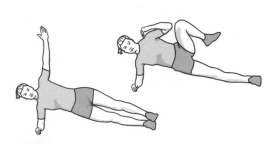

5 側棒式捲腹

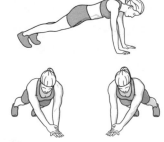

6 交替直手撐

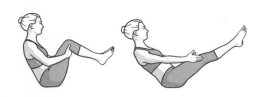

7 船式

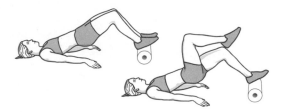

8 單腳橋式搭配瑜伽滾筒

38 HIIT 全身訓練 6

訓練時間：45 分鐘
訓練回合：4 回
訓練器材：引體向上拉桿、毛巾

	動作	次數／時間	組間休息	強度	說明頁
1	開合跳	45 秒	20 秒	2	121
2	登山者式	45 秒	20 秒	3	123
3	深蹲跳	45 秒	20 秒	2	122
4	懸吊抬腿	45 秒	20 秒	3	131
5	棒式側捲腹	左右交替 45 秒	20 秒	3	128
6	滑板側蹲	每邊 45 秒	20 秒	2	133
7	滑板弓步蹲	每邊 45 秒	20 秒	2	133
8	蜘蛛人式伏地挺身	45 秒	20 秒	3	124

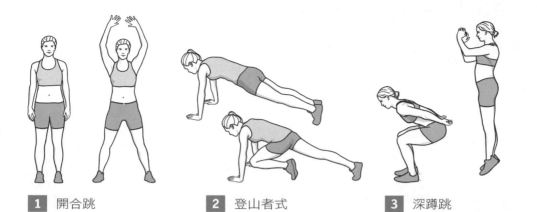

1 開合跳

2 登山者式

3 深蹲跳

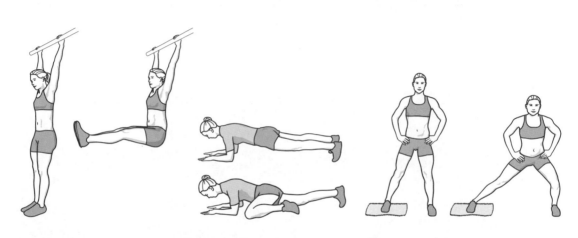

4 懸吊抬腿

5 棒式側捲腹

6 滑板側蹲

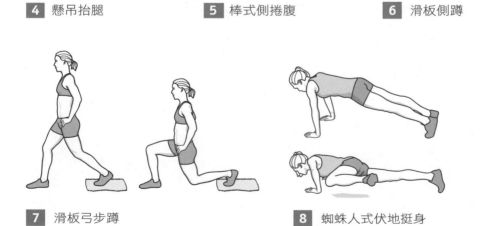

7 滑板弓步蹲

8 蜘蛛人式伏地挺身

39 HIIT 腿部和臀部訓練 1

訓練時間：20 分鐘
訓練回合：3 回
訓練器材：瑜伽滾筒

① ② ③

	動作	次數／時間	組間休息	強度	說明頁
1	深蹲跳	30 秒	20 秒	2	122
2	弓步蹲跳	30 秒	20 秒	1	121
3	橋式搭配瑜伽滾筒	30 秒	20 秒	2	134
4	跪姿側踢腿	每邊 30 秒	20 秒	2	142
5	跪姿後踢腿	每邊 30 秒	20 秒	1	134
6	相撲式深蹲	30 秒	20 秒	1	132
7	太空椅	30 秒	20 秒	1	132

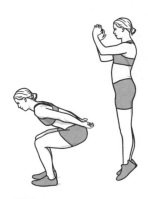

1 深蹲跳

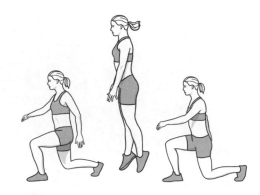

2 弓步蹲跳

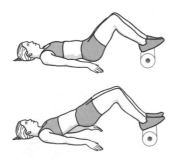

3 橋式搭配瑜伽滾筒

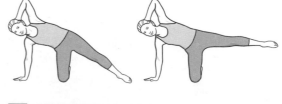

4 跪姿側踢腿

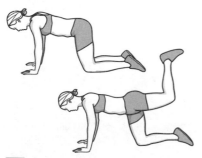

5 跪姿後踢腿

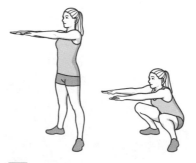

6 相撲式深蹲

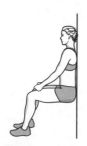

7 太空椅

40 HIIT 腿部和臀部訓練 2

訓練時間：40 分鐘
訓練回合：3 回
訓練器材：瑜伽滾筒、毛巾

① ② ③

	動作	次數／時間	組間休息	強度	說明頁
1	原地高抬腿	45 秒	20 秒	1	120
2	側併步	45 秒	20 秒	1	121
3	深蹲跳	45 秒	20 秒	2	122
4	單腳橋式搭配瑜伽滾筒	每邊 45 秒	20 秒	3	135
5	滑板側蹲	每邊 45 秒	20 秒	2	133
6	側躺髖部內收	每邊 45 秒	20 秒	1	142
7	弓步蹲	每邊 45 秒	20 秒	1	133
8	波比跳	45 秒	20 秒	3	122

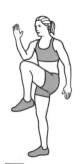 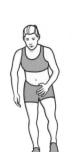 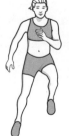 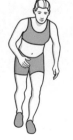 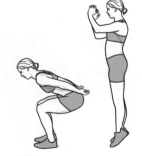

1 原地高抬腿　　**2** 側併步　　**3** 深蹲跳

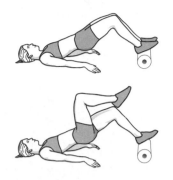

4 單腳橋式搭配瑜伽滾筒

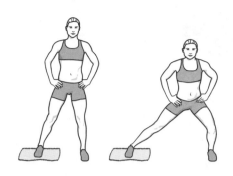

5 滑板側蹲

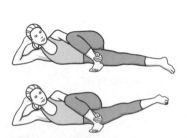

6 側躺髖部內收

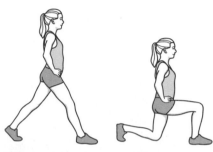

7 弓步蹲

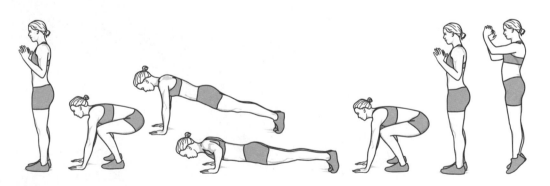

8 波比跳

41 HIIT 核心肌群和手臂訓練 1

訓練時間：25 分鐘
訓練回合：3 回
訓練器材：穩固的箱子

① ② ③

	動作	次數／時間	組間休息	強度	說明頁
1	四足跪姿捲腹	每邊 30 秒	20 秒	1	126
2	雙槓撐體	30 秒	20 秒	1	125
3	伏地挺身	30 秒	20 秒	2	124
4	俯臥游泳	30 秒	20 秒	1	123
5	棒式	30 秒	20 秒	2	127
6	動態側棒式	每邊 30 秒	20 秒	2	129
7	百式	30 秒	20 秒	2	140

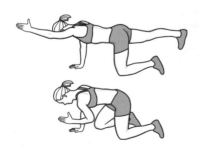

1 四足跪姿捲腹

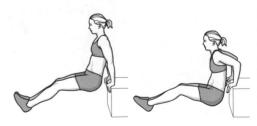

2 雙槓撐體

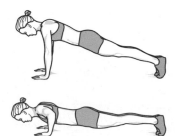

3 伏地挺身

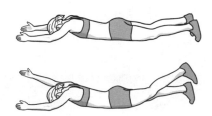

4 俯臥游泳

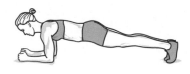

5 棒式

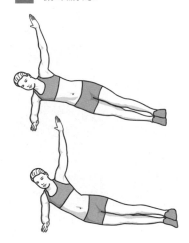

6 動態側棒式

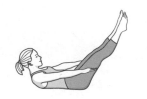

7 百式

42 HIIT 核心肌群和手臂訓練 2

訓練時間：30 分鐘
訓練回合：3 回
訓練器材：桌子

①②③

	動作	次數／時間	組間休息	強度	說明頁
1	下犬式直手撐	45 秒	20 秒	2	136
2	蜘蛛人式伏地挺身	45 秒	20 秒	3	124
3	棒式交叉上舉	45 秒	20 秒	3	127
4	交替直手撐	45 秒	20 秒	3	128
5	俯臥 W 字訓練	45 秒	20 秒	1	125
6	側棒式捲腹	每邊 45 秒	20 秒	3	129
7	波比跳	45 秒	20 秒	3	122
8	反手划船	45 秒	20 秒	1	125

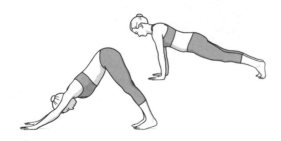

1 下犬式直手撐

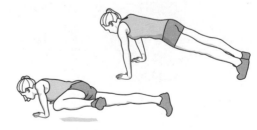

2 蜘蛛人式伏地挺身

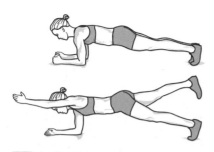

3 棒式交叉上舉

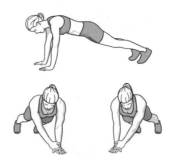

4 交替直手撐

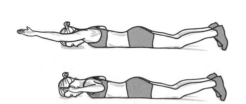

5 俯臥W字訓練

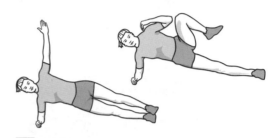

6 側棒式捲腹

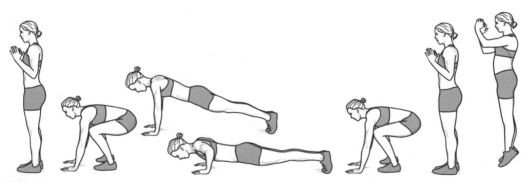

7 波比跳

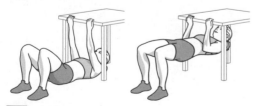

8 反手划船

43 快速燃脂運動 1

訓練時間：15-20 分鐘
訓練回合：3-4 回
訓練器材：跳繩、穩固的箱子

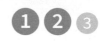

	動作	次數／時間	組間休息	強度	說明頁
1	跳繩	60 秒	20 秒	2	120
2	弓步蹲跳	60 秒	20 秒	1	121
3	跪姿伏地挺身	60 秒	20 秒	1	124
4	墊高登山者式	60 秒	20 秒	2	123

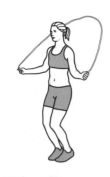

1 跳繩

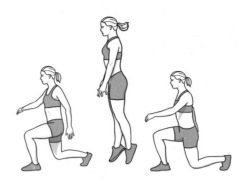

2 弓步蹲跳

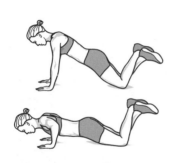

3 跪姿伏地挺身

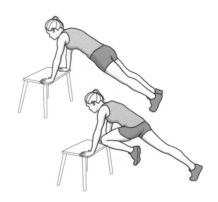

4 墊高登山者式

44 快速燃脂運動 2

訓練時間：15 分鐘
訓練回合：4 回

① **②** ③

	動作	次數／時間	組間休息	強度	說明頁
1	開合跳	30 秒	20 秒	1	121
2	深蹲跳	30 秒	20 秒	1	122
3	交錯伸展	30 秒	20 秒	1	140
4	俯臥游泳	30 秒	20 秒	1	123

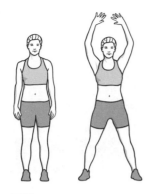

1 開合跳

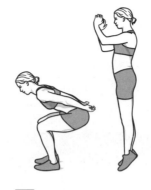

2 深蹲跳

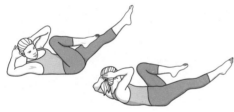

3 交錯伸展

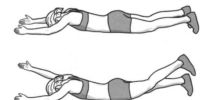

4 俯臥游泳

45 快速燃脂運動 3

訓練時間：20 分鐘
訓練回合：4 回

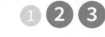

	動作	次數／時間	組間休息	強度	說明頁
1	波比跳	60 秒	20 秒	3	122
2	弓步蹲跳	60 秒	20 秒	1	121
3	伏地挺身	60 秒	20 秒	3	124
4	開合跳	60 秒	20 秒	1	121

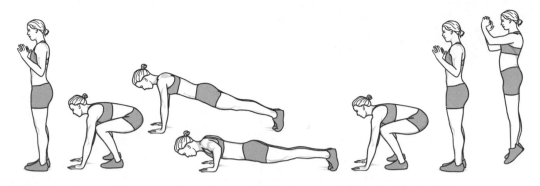

1 波比跳

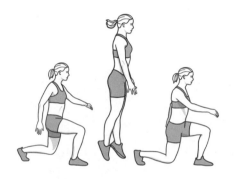

2 弓步蹲跳

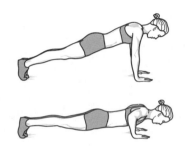

3 伏地挺身

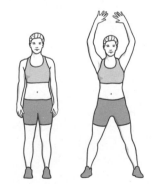

4 開合跳

46 快速燃脂運動 4

訓練時間：20 分鐘
訓練回合：4 回

	動作	次數／時間	組間休息	強度	說明頁
1	登山者式	60 秒	20 秒	3	123
2	開合跳	60 秒	20 秒	2	121
3	波比跳	60 秒	20 秒	3	122
4	V 字捲腹	60 秒	20 秒	3	141

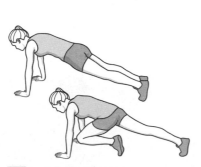

1 登山者式

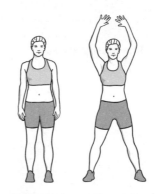

2 開合跳

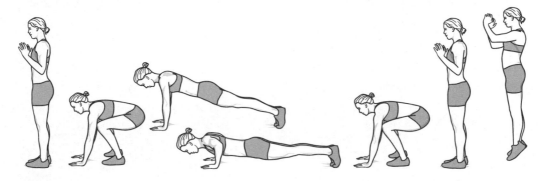

3 波比跳

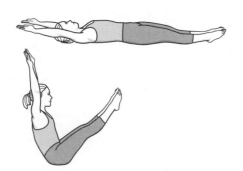

4 V字捲腹

47 強力瑜伽 1

訓練時間：25 分鐘

	動作	次數（呼吸次數）	休息（呼吸次數）	組數	強度	說明頁
1	四足跪姿捲腹	每邊 10 下 吸氣時伸展 吐氣時捲腹	5	1	1	126
2	四足跪姿抬膝	10 下	5	3	1	126
3	眼鏡蛇式	10 下 吸氣時上升 吐氣時下降	5	3	1	136
4	下犬式直手撐	10 下 吸氣時直手撐 吐氣時下犬式	5	3	1	136
5	反戰士式與側角式	每邊 10 下 吸氣時反戰士式 吐氣時側角式	5	1	1	137
6	扭轉椅式	左右交替 10 下 吸氣時椅式 吐氣時扭轉椅式	5	3	1	135

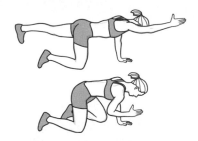 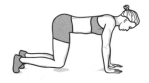

1 四足跪姿捲腹 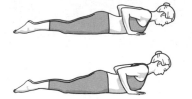 **2** 四足跪姿抬膝

 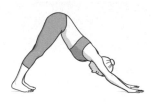

3 眼鏡蛇式 **4** 下犬式直手撐

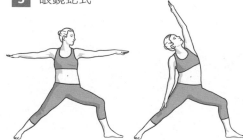

5 反戰士式與側角式

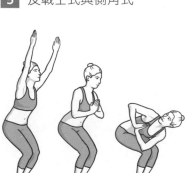

6 扭轉椅式

48 強力瑜伽 2

訓練時間：30 分鐘

	動作	次數 （呼吸次數）	休息（呼吸次數）	組數	強度	說明頁
1	四足跪姿捲腹	每邊 10 下 吸氣時伸展 吐氣時捲腹	5	1	1	126
2	下犬式直手撐	10 下 吸氣時直手撐 吐氣時下犬式	5	3	1	136
3	扭轉椅式	左右交替 10 下 吸氣時椅式 吐氣時扭轉椅式	5	3	1	135
4	反戰士式與側角式	每邊 10 下 吸氣時反戰士式 吐氣時側角式	5	2	1	137
5	三角式	每邊 10 下	5	2	2	138
6	單腿下犬式	每邊 10 下	5	2	2	138
7	船式	5 次	5	3	3	139
8	舞者式	每邊 10 下	5	1	2	139

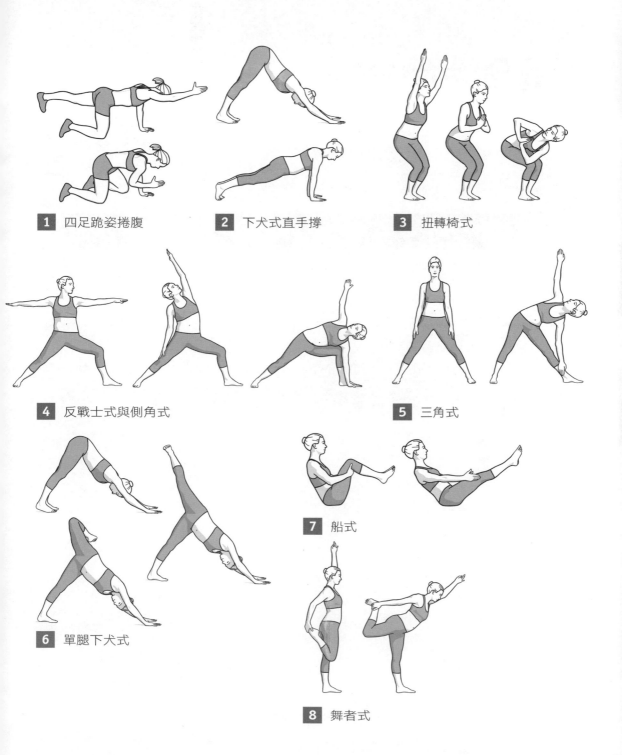

1 四足跪姿捲腹

2 下犬式直手撐

3 扭轉椅式

4 反戰士式與側角式

5 三角式

6 單腿下犬式

7 船式

8 舞者式

49 皮拉提斯 1

訓練時間：30 分鐘

① ② ③

	動作	次數／時間	組間休息	組數	強度	說明頁
1	百式	100 下	20 秒	1	2	140
2	臥姿腳踏車	左右交替 20 下	20 秒	1	1	130
3	動態側棒式	每邊 10 下	20 秒	1	2	129
4	側躺髖部內收	每邊 10 下	20 秒	1	1	142
5	側躺髖部外展	每邊 10 下	20 秒	1	1	142
6	反向直手撐抬腿	左右交替 10 下	20 秒	1	2	141
7	橋式	10 下	20 秒	1	1	134
8	跪姿後踢腿	每邊 10 下	20 秒	1	1	134

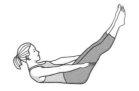

1 百式

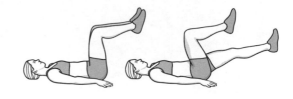

2 臥姿腳踏車

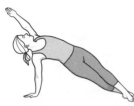

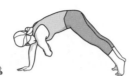

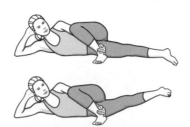

3 動態側棒式

4 側躺髖部內收

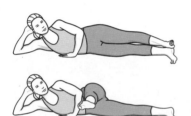

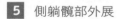

5 側躺髖部外展

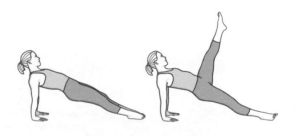

6 反向直手撐抬腿

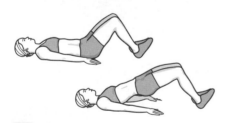

7 橋式

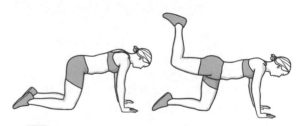

8 跪姿後踢腿

50 皮拉提斯 2

訓練時間：30-45 分鐘

① ② ③

	動作	次數／時間	組間休息	組數	強度	說明頁
1	橋式	15 下	20 秒	1	1	134
2	V 字捲腹	10 下	20 秒	1	3	141
3	交錯伸展	左右交替 20 下	20 秒	1	2	140
4	反向直手撐抬腿	左右交替 10 下	20 秒	1	2	141
5	百式	100 下	20 秒	1	1	140
6	跪姿側踢腿	每邊 10 下	20 秒	1	2	142
7	側躺髖部內收	每邊 10 下	20 秒	1	1	142
8	直膝轉體	左右交替 20 下	20 秒	1	1	131
9	伏地挺身	10 下	20 秒	1	2	124
10	俯臥游泳	左右交替 20 下	20 秒	1	1	123

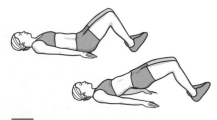

1 橋式　　　　**2** V字捲腹

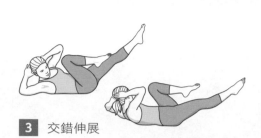

3 交錯伸展

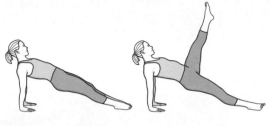

4 反向直手撐抬腿

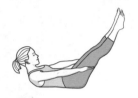

5 百式

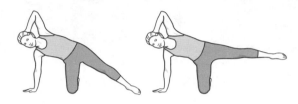

6 跪姿側踢腿

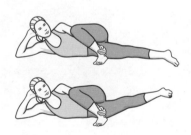

7 側躺髖部內收

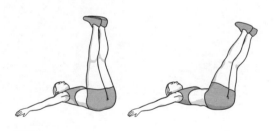

8 直膝轉體

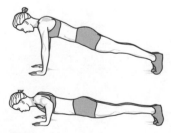

9 伏地挺身

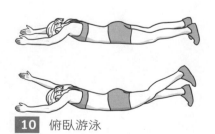

10 俯臥游泳

動作解説

3

耐力訓練

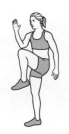

原地高抬腿

原地快速步行或衝刺。膝蓋盡量向上抬高，手臂帶向另一側的膝蓋。加快節奏。

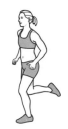

跑步

原地慢跑可以達到活化心血管的效果。開始擺動你的手臂，進入慢跑狀態。逐漸加快步伐。你可以原地跑步，或是向前跑步。

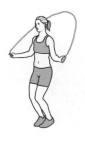

跳繩

採站姿，雙腳與髖部同寬。握住跳繩的兩端，雙手與身體保持一定距離。轉動前臂和手腕，使跳繩旋轉。跳繩時，用前腳掌起跳和落地。同時啟動腹部、背部和髖部肌肉，提高肌肉張力。

提醒：不使用跳繩也可以做練習。

耐力訓練

上半身訓練

核心與腹部訓練

下肢訓練

強力瑜伽

皮拉提斯

開合跳

1. 採站姿，雙腳與髖部同寬，雙手自然垂放在身體兩側。
2. 跳起時，雙腳向外張開至比肩寬，雙手同時高舉過頭。然後再快速跳回起始位置，雙臂跟著收回。

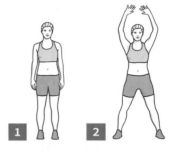

弓步蹲跳

1. 先做一個弓步蹲，後腳膝蓋稍微離地。雙腳腳尖朝前，後腳腳跟離地。
2. 向上跳的過程中，前後腳交換。
3. 用弓步蹲的姿勢落地，現在變成後腳在前，然後不斷左右交替。前腳膝蓋不超過腳尖。

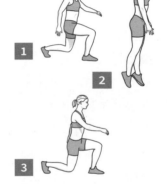

側併步

1. 開始時先用單腳站立，支撐腳膝蓋微彎，上半身略微前傾。
2. 支撐腳用力蹬地，往側邊跳。
3. 跳起來之後用另一隻腳落地。

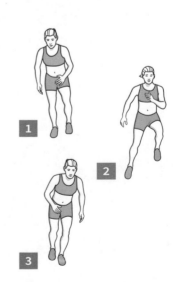

耐力訓練

上半身訓練

核心與腹部訓練

下肢訓練

強力瑜伽

皮拉提斯

耐力訓練

上半身訓練

核心與腹部訓練

下肢訓練

強力瑜伽

皮拉提斯

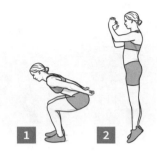

深蹲跳

1. 先做出深蹲的姿勢，雙手向後伸直放在身體兩側。背部打直，視線看向前方的地板。
2. 從這個姿勢往上垂直跳起，雙手隨著身體上舉，最後再用深蹲姿勢落地。

波比跳

1. 雙腳與髖部同寬。
2. 身體往下蹲，屁股往後下方移動，雙手放在地上與肩同寬。
3. 雙腳向後跳，呈伏地挺身的起始姿勢。
4. 做一個伏地挺身。手肘彎曲，讓身體盡可能貼近地板，上臂貼緊身體，到底之後再往上。
5. 雙腳往前跳，呈蹲姿。
6. 雙腳與髖部同寬，讓身體站起。
7. 往上垂直跳起，雙臂跟著往上前方擺動，以雙腳與髖部同寬的姿勢落地。

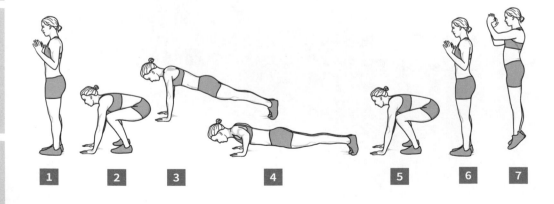

登山者式扶牆

站在牆前，距離一臂半，雙腳與髖部同寬。將雙手放在牆上與肩同高的位置，雙臂伸直。膝蓋交替快速向上抬起，同時盡可能保持上半身穩定。

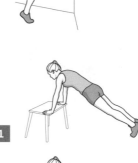

墊高登山者式

1. 站在板凳或類似高度的物品前，雙腿略微打開。將雙手放在板凳上，雙腳向後移動並保持雙腿伸直的撐體姿勢。手掌放在肩膀正下方，身體從頭到腳呈一直線。
2. 膝蓋快速交替向前抬向手臂，同時盡可能保持上半身穩定。加快節奏。

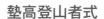
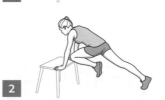

登山者式

1. 擺出撐體姿勢，手掌放在肩膀正下方。腳踝、膝蓋、髖關節與肩膀呈一直線。
2. 膝蓋交替向前往胸部方向抬。加快節奏。

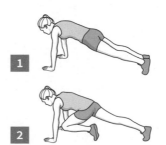

俯臥游泳

1. 身體俯臥在地，雙手高舉過頭。
2. 將一隻手和對側的腳交替地往上抬高。做動作時，手臂和腿保持伸直並抬離地板。

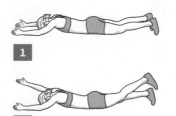

耐力訓練

上半身訓練

核心與腹部訓練

下肢訓練

強力瑜伽

皮拉提斯

耐力訓練

上半身訓練

核心與腹部訓練

下肢訓練

強力瑜伽

皮拉提斯

上半身訓練

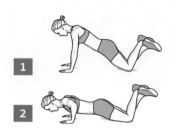

跪姿伏地挺身

1. 擺出跪姿撐體的姿勢,雙手放在肩膀正下方。雙腳交叉,膝蓋、髖關節和肩膀呈一直線。
2. 手肘彎曲,讓上半身盡可能靠近地板。手肘盡量貼近身體。然後身體向上回到起始位置。

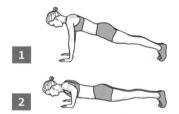

伏地挺身

1. 擺出撐體姿勢,雙手和雙腳打開至與肩同寬。身體呈一直線。
2. 手肘彎曲,讓上半身盡可能靠近地板。上臂緊靠身體兩側。然後身體向上回到起始位置。做動作時,腳踝、膝蓋、髖關節和肩膀呈一直線。

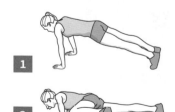

蜘蛛人式伏地挺身

1. 擺出撐體姿勢,雙手和雙腳打開至與肩同寬。身體呈一直線。
2. 手肘彎曲,讓上半身盡可能靠近地板。同時將左膝抬向左手肘。然後向上挺身,將腳放回後方。接下來換右膝抬向右手肘。

俯臥 W 字訓練

1. 身體俯臥，雙腿伸直，腳尖著地。雙手高舉
   過頭，略微離地。頭稍微抬起，視線看向地
   板。
2. 彎曲你的手肘，使手肘靠近腰部，雙手約至
   肩膀高度。上半身保持穩定。

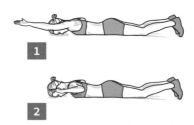

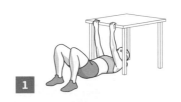

反手划船

1. 仰躺在一張穩固的桌子下方，膝蓋彎曲呈直
   角。桌子的邊緣在胸部上方。抓住桌子的邊
   緣，啟動腹部、背部和髖部肌肉，提高肌肉
   張力。
2. 用手臂和肩膀的力量將胸部靠向桌子，將肩
   胛骨縮在一起。然後身體再慢慢躺回原位。
   在整個過程中，骨盆和上半身保持一直線。

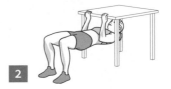

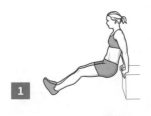

雙槓撐體

1. 雙掌向後撐在椅子（或穩固的物品）上。雙
   腳稍微向前移動，抬起腳趾，腳跟著地，上
   半身挺直，髖部靠近椅子，手臂打直。
2. 彎曲肘部，將髖部放低至剛好接觸地面之
   前。然後將身體撐回原位。

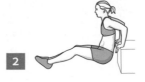

耐力訓練

上半身訓練

核心與腹部訓練

下肢訓練

強力瑜伽

皮拉提斯

耐力訓練

上半身訓練

核心與腹部訓練

下肢訓練

強力瑜伽

皮拉提斯

核心與腹部訓練

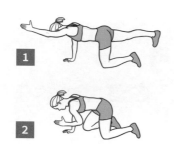

四足跪姿捲腹

1. 身體呈四足跪姿，左手向前伸直的同時，右腿向後伸直。骨盆與地面保持平行。
2. 拱起背部，左手手肘與右腳膝蓋彎曲，在身體下方相碰，然後再打直手臂和腿。左右交替重複動作。

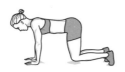

四足跪姿抬膝

身體呈四足跪姿。雙手在肩膀下方，膝蓋在髖部下方。腳尖著地，讓膝蓋稍微離地幾公分。維持這個姿勢。

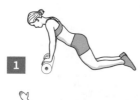

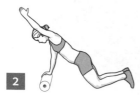

四足跪姿抬手搭配瑜伽滾筒

1. 身體呈四足跪姿，雙手撐在瑜伽滾筒上。上半身稍微向前移動，使肩膀超過雙手的位置。膝蓋在髖部後方一些。腳尖著地。
2. 雙臂交替抬起，使抬起的手臂與上半身呈一直線。拇指朝上。每次保持該姿勢 5 秒鐘。

棒式

呈跪姿，前臂撐地。雙腿伸直，腳尖著地，身體呈一直線。手肘在肩膀正下方，骨盆與上半身、大腿呈一直線。繃緊核心肌群，讓脊椎保持穩定。維持這個姿勢。

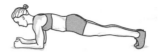

棒式抬腿搭配瑜伽滾筒

1. 呈棒式，前臂靠在瑜伽滾筒上。手肘在肩膀正下方。骨盆與上半身、大腿呈一直線。
2. 雙腳交替抬離地面。抬起後，在滾筒上保持平衡，維持姿勢 5 秒鐘。

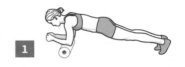

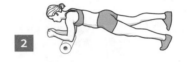

棒式交叉上舉

1. 呈棒式，前臂撐地，手肘放在肩膀正下方。骨盆與上半身、大腿呈一直線。
2. 抬起右腿的同時，左手向前伸直。維持這個姿勢 2 到 3 秒，然後換邊重複動作。

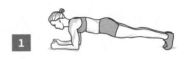

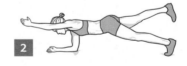

耐力訓練

上半身訓練

核心與腹部訓練

下肢訓練

強力瑜伽

皮拉提斯

耐力訓練

上半身訓練

核心與腹部訓練

下肢訓練

強力瑜伽

皮拉提斯

棒式側捲腹

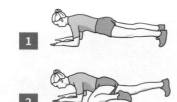

1. 呈棒式，前臂撐地，手肘放在肩膀正下方。骨盆與上半身、大腿呈一直線。
2. 雙腿左右交替於側面彎曲，靠向肩部。一腿彎曲時，另一腿放回後方。身體保持穩定。

交替直手撐

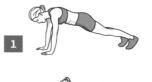
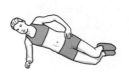

1. 雙掌撐於地面，雙手放在肩膀的正下方。骨盆與上半身、大腿呈一直線。
2. 鬆開一隻手，將其暫時放在另一隻手上，然後再放回原處。
3. 換另一隻手重複，左右手不斷交替。身體保持穩定。

跪姿側棒式

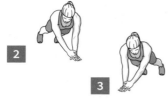

側面撐體，雙腿併攏向後彎曲，使大腿和小腿呈直角。一隻手的前臂撐地，手肘位置在肩膀正下方。另一隻手叉腰。抬起骨盆，維持這個姿勢。

小技巧：若你想要提高練習難度，可以將雙腿伸直。

動態側棒式

1. 側面撐體，雙腿併攏伸直，一隻手的前臂撐地，手肘放在肩膀正下方。另一隻手向上伸直。核心肌群用力，讓骨盆與大腿、上半身呈一直線。
2. 骨盆垂直往地面方向下沉，在快要碰地之前抬起。

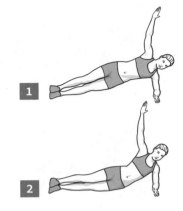
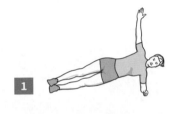

側棒式捲腹

1. 側面撐體，雙腿併攏伸直，左手前臂撐地，手肘放在肩膀正下方。右手向上伸直。核心肌群用力，讓骨盆與大腿、上半身呈一直線。
2. 右手臂和右大腿於側面彎曲，使手肘和膝蓋相互靠近。再次伸直你的腿和手臂。換邊重複動作。

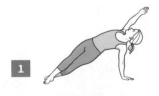
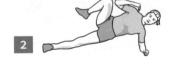

掌撐棒式轉體

1. 側面撐體，雙腿併攏伸直，左手手掌撐地，置於肩關節下方。右手向上伸展。核心肌群用力，讓骨盆與大腿、上半身呈一直線。右腿放到左腿前方。
2. 上半身向內扭轉，右手跟著收回穿過身體下方向左側伸展。左臂保持筆直。骨盆向上抬起，身體轉回，右手再次向上伸展。換邊重複動作。

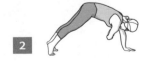

捲腹

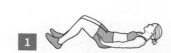
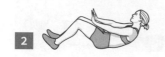

1. 呈仰臥姿，腳跟著地，使膝蓋呈直角。放在靠近身體兩側的雙臂微微抬離地面，掌心朝前。頭稍微抬高，下巴朝胸椎方向移動。
2. 想像面前有一道牆，雙手把牆往前推。脊椎一節一節向上捲起，然後再慢慢回到起始位置。保持下巴和胸骨之間的距離。

屈膝捲腹

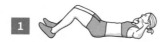
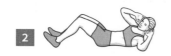

1. 呈仰臥姿，雙腿呈直角彎曲。頭稍微抬離地面，兩手指尖放在後腦杓。手肘朝向兩側。
2. 將一個肘部拉到對面的膝蓋上，然後上半身回到中心。重複動作，上半身不要放下。

臥姿腳踏車

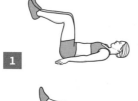
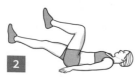

1. 呈仰臥姿，雙手掌心朝下放在身體兩側。兩腳在空中呈直角彎曲，小腿平行於地面，膝蓋位於髖部上方。
2. 一腿維持彎曲，另一腿向前伸直。兩腿交替彎曲和伸直，下背部保持貼於地面。

懸吊抬腿

1. 雙臂與肩同寬，握住拉桿，將身體懸垂於空中。
2. 雙腿向上前方緩慢抬起。盡量保持雙臂伸直。然後慢慢地回到起始位置。

小技巧：如果剛開始練習困難度較高，可以先將雙腿彎曲，再向上抬。

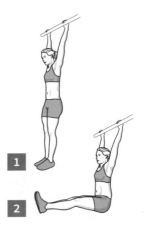

屈膝轉體

1. 呈仰臥姿，彎曲膝蓋，大腿與地面垂直，小腿與地面平行。雙手平放在身體兩側，掌心朝下。
2. 雙腿開始左右擺動，兩邊肩膀保持貼平地面。核心肌群出力。

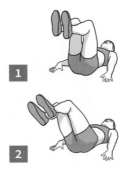

直膝轉體

1. 呈仰臥姿，雙腿垂直向上伸展。雙臂向兩側伸直，掌心朝下。
2. 伸直的雙腿開始左右擺動，兩邊肩膀保持貼平地面。核心肌群出力。

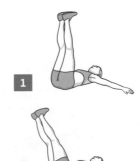

耐力訓練

上半身訓練

核心與腹部訓練

下肢訓練

強力瑜伽

皮拉提斯

耐力訓練

上半身訓練

核心與腹部訓練

下肢訓練

強力瑜伽

皮拉提斯

下肢訓練

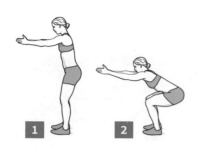

深蹲

1. 雙腳與肩同寬，腳尖朝前。雙臂向前伸直，與肩同高。
2. 膝蓋彎曲，髖部往後下方移動，膝蓋不超過腳尖。然後回到起始位置，手臂保持向前伸直。

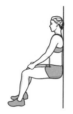

太空椅

背靠牆，身體呈坐姿，大腿與地面平行，膝蓋呈直角彎曲。雙手交叉置於胸前，或輕放在大腿上。維持這個姿勢。

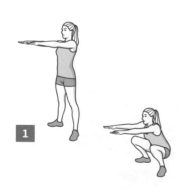

相撲式深蹲

1. 雙腳與肩同寬，腳尖略微朝外；假設你站在時鐘的中間，右腳指向兩點鐘方向，而左腳指向十點鐘方向。雙臂向前伸直，與肩同高。
2. 膝蓋彎曲，把髖部往後下方推，膝蓋朝腳尖方向往外推出。然後回到起始位置，手臂保持向前伸直。

弓步蹲

1. 採跨步站姿，後腳腳跟離地，雙手叉腰。
2. 彎曲雙膝。後腳膝蓋彎曲接近地面，前腳膝
   蓋不超過腳尖。然後回到起始位置，換腳重
   複動作。上半身保持垂直，後腳腳跟不碰
   地。

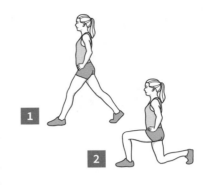

滑板弓步蹲

1. 採跨步站姿，後腳的前腳掌踩著毛巾。雙腳
   腳尖朝前。
2. 後腳膝蓋彎曲接近地面，後腳會因為墊毛巾
   的關係稍微往後滑。前腳膝蓋不超過腳尖。
   後腳出力，把腳往前拉回到起始位置。

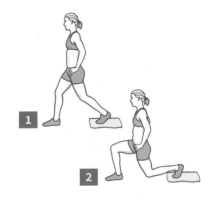

滑板側蹲

1. 採站姿，雙腳與髖部同寬，一隻腳下墊一塊
   小毛巾。雙手叉腰。
2. 腳下踩毛巾的那隻腳往側邊滑動，直立的那
   隻腳膝蓋彎曲，髖部往後下方推。背部打
   直。然後回到起始位置。

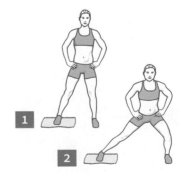

耐力訓練

上半身訓練

核心與腹部訓練

下肢訓練

強力瑜伽

皮拉提斯

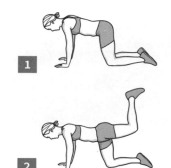

跪姿後踢腿

1. 呈四足跪姿，雙手放在肩膀正下方，膝蓋在髖部下方。腳背貼平地面，看著地板。
2. 將一腳抬離地面，並有意識地用髖部的力量把腳向上抬高，保持膝關節呈直角。到達最高點時，大腿與上半身呈一直線，小腿呈垂直。然後將腿放下，膝蓋放回髖部下方，但不碰地。

橋式

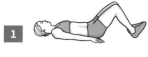

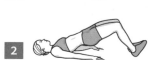

1. 呈仰臥姿，膝蓋呈直角彎曲，腳跟著地。雙手平放在身體兩側，掌心朝下。
2. 用髖部的力量將骨盆往上抬高到極限，然後慢慢放下，快碰地之前再次抬起。

橋式搭配瑜伽滾筒

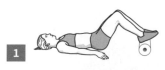

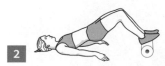

1. 呈仰臥姿，膝蓋呈直角彎曲，雙腳放在瑜伽滾筒上。雙手平放在身體兩側，掌心朝下。
2. 用髖部的力量將骨盆往上抬高到極限，然後慢慢放下，快碰地之前再次抬起。滾筒保持在原位不動。

耐力訓練　上半身訓練　核心與腹部訓練　下肢訓練　強力瑜伽　皮拉提斯

單腳橋式搭配瑜伽滾筒

1. 呈仰臥姿，膝蓋呈直角彎曲，雙腳放在瑜伽滾筒上。雙手平放在身體兩側，掌心朝下。盡量將骨盆往上抬高到極限。

2. 雙腿交替抬高。抬起時，膝蓋保持彎曲呈直角，然後再放下。維持髖部穩定，滾筒在原位不動。

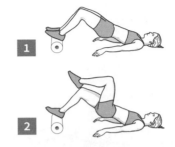

強力瑜伽

扭轉椅式

1. 採站姿，雙腳併攏，雙臂向上伸展。彎曲膝蓋，髖部向後向下沉。上半身略微前傾，背部打直。

2. 維持這個姿勢，雙手胸前合掌。

3. 上半身轉向左側，使右手肘的外側與左膝的外側相碰。雙手停留在胸骨前方。上半身繼續向左轉動，視線隨著轉動。注意不要聳肩，膝蓋對齊。回到起始位置，換邊重複動作，並交替繼續。

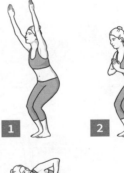

耐力訓練

上半身訓練

核心與腹部訓練

下肢訓練

強力瑜伽

皮拉提斯

耐力訓練

上半身訓練

核心與腹部訓練

下肢訓練

強力瑜伽

皮拉提斯

眼鏡蛇式

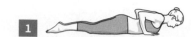

1. 趴在瑜伽墊上，雙手放在肩膀下方。將肩胛骨向後拉，頭部和上半身稍微抬離地面，向下看。手向下施力，使上半身向前伸展。

2. 肩胛骨出力向後夾，使上半身挺起。注意不要聳肩。手向下施力，使胸骨更加向前向上抬起。視線看向前方地板。

下犬式直手撐

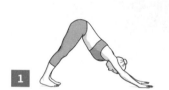

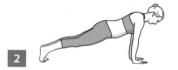

1. 從下犬式開始。先呈四足跪姿，膝蓋離開地面，將髖部向後向上推，使上半身和腿部呈現倒 V 字。盡量保持腳後跟著地。伸展雙腿，坐骨向上向外推；伸展背部，並將胸骨往膝蓋方向推。頸部放鬆。

2. 上半身向前移動，直到肩膀位在手腕上方。保持核心肌群穩定，使上半身和腿部呈一直線。

反戰士式與側角式

1. 雙腿向兩側大幅張開，左腳向外轉 90 度，左膝彎曲並超出腳踝位置。右腿保持伸直。使雙腳距離夠寬，左大腿可以與地面保持平行（注意腳踝上方的膝蓋位置）。將你的手臂舉到與肩同高的兩側，並與地面保持平行，看左臂所指的前方。上半身保持直立，髖部向側邊打開。

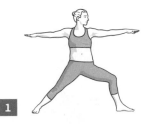

2. 左臂向上拉伸，同時放下右臂。將上半身往後彎向右腿，胸骨和視線帶向上前方。保持前膝彎曲，後腿伸直。做此動作時吸氣。

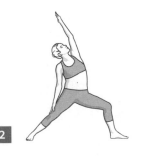

3. 現在將上半身彎向前方屈膝的左腿。將左手放在左腳內側。雙腿保持穩定。左前臂與左小腿平行。伸展脊椎，上半身儘可能向上打開，右臂向上伸展，使雙臂呈一直線。抬頭看向右手。做此動作時吐氣。你也可以將前臂放在大腿上，而不是將手放在地板上。重複步驟。吸氣時，左臂向上伸展，上半身往直腿的方向彎曲；吐氣時，左臂伸往曲膝的方向，將左手放在地上（或前臂放在大腿上）。換邊重複動作。

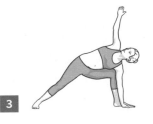

耐力訓練

上半身訓練

核心與腹部訓練

下肢訓練

強力瑜伽

皮拉提斯

耐力訓練

上半身訓練

核心與腹部訓練

下肢訓練

強力瑜伽

皮拉提斯

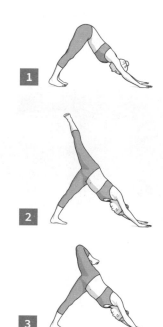

單腿下犬式

1. 從下犬式開始。先呈四足跪姿，膝蓋離開地板，將髖部向後向上推，使上半身和腿部呈現倒 V 字。盡量保持腳後跟著地。伸展雙腿，坐骨向上向外推；伸展背部，並將胸骨往膝蓋方向推。頸部放鬆。

2. 慢慢將右腿向上直直抬起。同時抬起右髖骨，使骨盆向右轉動。保持肩膀穩定，左腿伸直。

3. 彎曲右膝並向上推高，右腳腳跟靠向左邊髖部。肩膀和支撐腿保持穩定和筆直。換邊重複動作。

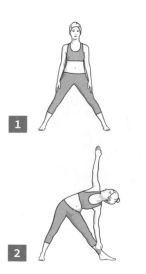

三角式

1. 雙腳打開超過肩寬，伸展雙腿。大腿肌肉出力，身體直立。

2. 左腳腳尖向外轉 90 度。雙臂向側面伸直，與肩同高。上半身向左傾斜，直到左手碰到脛骨、腳踝或地板。保持雙腿伸直，雙臂呈一直線。將上半身往上轉動，看向上方。換邊重複動作。

舞者式

1. 採站姿，右腳離開地面，彎曲右膝，右手握住腳背，使腳跟朝向髖部。保持髖部筆直。左臂向前向上伸展，以保持姿勢直立，直視前方。

2. 上半身從髖部向前傾斜。右腿向上拉，使膝蓋朝向後方。支撐腿保持筆直，保持髖部與地面平行。右大腿和上半身呈一直線，上半身不要太過前傾。換邊重複動作。

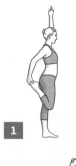
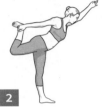

船式

1. 坐在地板上。彎曲雙腿，雙腳靠近髖部。上半身稍微向後傾。雙腳離開地面，將小腿抬高至與地面平行。用手抓住膝蓋後部，保持平衡。

2. 雙腿向前伸展。上半身與腿部呈現 V 字型。保持雙腿緊密併攏。將雙手從膝蓋鬆開，雙臂向前伸直。胸骨向前向上抬起。

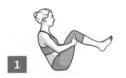
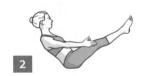

耐力訓練

上半身訓練

核心與腹部訓練

下肢訓練

強力瑜伽

皮拉提斯

耐力訓練

上半身訓練

核心與腹部訓練

下肢訓練

強力瑜伽

皮拉提斯

皮拉提斯

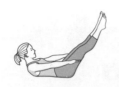

百式

從彎曲雙腿的仰臥姿開始,抬起頭和肩膀,雙臂平行於地面往髖部方向伸直。骨盆和核心肌群用力,雙腳離開地面,雙腿向前向上伸直。雙臂輕輕上下擺動,節奏為吸氣 5 次,然後吐氣 5 次,持續數到 100。

更簡單的變化式:將雙腿呈直角彎曲。

交錯伸展

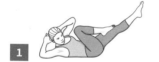

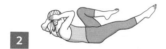

1. 呈仰臥姿,雙手交叉抱住後腦杓,手肘朝向兩側。雙腿彎曲,雙腳離開地面。上半身略微抬起,轉向右側,左手肘靠向右膝蓋,左腿向前伸直。

2. 上半身回正,右腿伸直的同時,左膝蓋彎向上半身,右手肘靠向左膝蓋。左右交替重複動作,上半身保持抬高。

抬腿

1. 呈仰臥姿，雙手交叉抱住後腦杓。頭部和上半身略微抬起。雙腿向上伸直，垂直於天花板。核心肌群出力，並將下背部壓向地板。

2. 用力收緊腹部和骨盆，慢慢地放下雙腿。下背部貼在地面，再次緩慢地抬起雙腿。

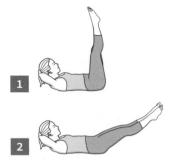

反向直手撐抬腿

1. 坐在地板上，雙腿向前伸直。雙手放在髖部後方，手指指尖朝向腳。抬起你的髖部，使身體呈一直線，就像反向的直手撐。保持雙腿伸直。

2. 將一隻腿抬起，讓身體保持平衡。再將腿放下，抬起另一隻腿。左右交替重複動作。

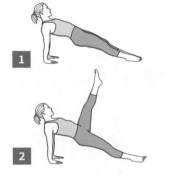

V 字捲腹

1. 呈仰臥姿。保持雙臂高舉過頭，靠近頭部。雙腿伸直，全身出力。

2. 上半身稍微挺起，雙臂跟著抬起，同時將雙腿抬離地面。繼續緩慢抬起上半身和腿部，盡量不要晃動，然後讓身體呈現 V 字型。上半身和腿再緩慢地放下，並在下一次重複開始之前完全放下。

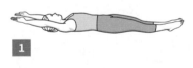

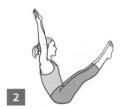

耐力訓練

上半身訓練

核心與腹部訓練

下肢訓練

強力瑜伽

皮拉提斯

側躺髖部內收

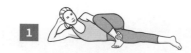
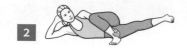

1. 側躺，雙腿伸直。將頭靠在彎曲的右手上。左腳放到右大腿前面，大約在膝蓋的位置。你可以將左手伸到左腿下方，抓住腳踝外側。兩側髖骨相互對齊。
2. 右腿伸直，向上抬起，再放下，但不碰地。

側躺髖部外展

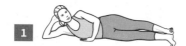
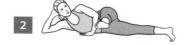

1. 側躺，雙腿伸直。將頭靠在彎曲的右手上。雙腿併攏伸直，兩側髖骨相互對齊。
2. 左腿稍微抬起，直直伸向前方。再慢慢收回原位，重複動作。

跪姿側踢腿

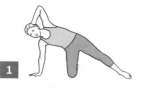
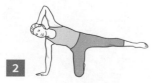

1. 從跪姿開始，將左腿向外伸，把腳放在地上。同時，將上半身從髖部向右傾斜，並用右手支撐在地板上。將左手放在後腦杓上。上半身和髖部轉向前方。
2. 左腿抬高至髖部高度。再緩慢地放下，但腳不碰地。

國家圖書館出版品預行編目資料

減脂健身，居家訓練計畫50組/卡特琳娜・布林克曼（Katharina Brinkmann）著；游絨絨譯. -- 初版. -- 臺北市：商周出版：英屬蓋曼群島商家庭傳媒股份有限公司城邦分公司發行, 2022.03
面； 公分. --

譯自：50 Workouts zum Abnehmen : schnell und effektiv Gewicht verlieren - für eine dauerhaft schlanke Figur

ISBN 978-626-318-174-8 (平裝)

1.CST: 健身運動 2.CST: 運動訓練 3.CST: 減重

411.711   111001538

線上問卷回函

減脂健身，居家訓練計畫 50 組
50 Workouts zum Abnehmen: Schnell und effektiv Gewicht verlieren – für eine dauerhaft schlanke Figur

作　　　者／卡特琳娜・布林克曼Katharina Brinkmann
譯　　　者／游絨絨
責 任 編 輯／余筱嵐

版　　　權／林易萱、吳亭儀、黃淑敏
行 銷 業 務／林秀津、周佑潔、黃崇華
總　 編　 輯／程鳳儀
總　 經　 理／彭之琬
發　 行　 人／何飛鵬
法 律 顧 問／元禾法律事務所　王子文律師
出　　　版／商周出版
　　　　　　台北市 104 民生東路二段 141 號 9 樓
　　　　　　電話：(02) 25007008　傳真：(02)25007759
　　　　　　E-mail：bwp.service@cite.com.tw
　　　　　　Blog：http://bwp25007008.pixnet.net/blog
發　　　行／英屬蓋曼群島商家庭傳媒股份有限公司 城邦分公司
　　　　　　台北市中山區民生東路二段 141 號 2 樓
　　　　　　書虫客服服務專線：02-25007718；25007719
　　　　　　服務時間：週一至週五上午 09:30-12:00；下午 13:30-17:00
　　　　　　24 小時傳真專線：02-25001990；25001991
　　　　　　劃撥帳號：19863813；戶名：書虫股份有限公司
　　　　　　讀者服務信箱：service@readingclub.com.tw
　　　　　　城邦讀書花園：www.cite.com.tw
香港發行所／城邦（香港）出版集團有限公司
　　　　　　香港灣仔駱克道 193 號東超商業中心 1 樓；E-mail：hkcite@biznetvigator.com
　　　　　　電話：(852) 25086231　傳真：(852) 25789337
馬新發行所／城邦（馬新）出版集團 Cite (M) Sdn. Bhd.
　　　　　　41, Jalan Radin Anum, Bandar Baru Sri Petaling, 57000 Kuala Lumpur, Malaysia.
　　　　　　Tel: (603) 90578822 Fax: (603) 90576622 Email: cite@cite.com.my

封 面 設 計／徐璽設計工作室
排　　　版／邵麗如
印　　　刷／韋懋印刷事業有限公司
總　 經　 銷／聯合發行股份有限公司
　　　　　　電話：(02)2917-8022　傳真：(02)2911-0053
　　　　　　地址：新北市 231 新店區寶橋路 235 巷 6 弄 6 號 2 樓

■ 2022 年 3 月 17 日初版　　　　　　　　　　　　　　Printed in Taiwan
定價 350 元

城邦讀書花園
www.cite.com.tw